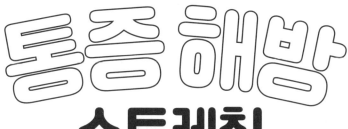

누워서 1분!

통증 해방
스트레칭

시라이 텐도 지음 박승희 옮김

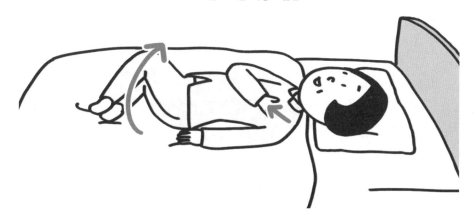

즐거운상상

안녕하세요!

오사카 시에 있는 니시스미노에 정체원(整体院)* 원장 시라이 텐도입니다.

아버지가 1986년에 개업하신 니시스미노에 정체원을 2010년부터 제가 이어가고 있습니다. 많은 환자의 통증을 시술하였고, 현재 연간 1만 명의 환자가 내원하고 있습니다.

아버지의 정체원을 제가 잇게 된 것은 고등학교 때 허리를 삐끗해 통증과 저림 증상을 경험했기 때문입니다. 아버지의 시술과 테이핑 덕분에 다행히 중증으로 발전하지는 않았지만 통증이 사라진 것은 아니었습니다.

허리가 삐끗했을 당시, 병원에서 검진해보니 뼈의 이상은 없었지만 통증은 계속 되었습니다.

이후 의료전문학교에 진학하여 침구사 자격을 취득하고 침구 정체원에 근무하면서 지압 공부를 했습니다. 그 동안 침구 시술을 하고나면 확실히

---

*정체원 : 골반이나 척추를 정돈하고 교정함으로써 근육의 통증이나 피로를 풀어, 몸 전체의 밸런스를 정돈하는 곳. 일본의 대체의학 시설.

통증이 가라앉고 편안해졌지만 시간이 지나면 통증이 다시 나타났습니다. 그런 상황이 계속 이어지자 '통증을 근본적으로 치유하려면 원인을 찾아내 그것을 고쳐야 한다.'라는 생각을 하게 되었습니다.

통증의 원인은 뼈나 관절의 틀어짐에 있었다

허리 통증으로 인해 많은 시행착오를 거치면서 깨달은 것이 있습니다. 바로 요통을 호소하는 환자 대부분이 요추(허리에 있는 척추)가 휘어져 있다는 것입니다. 척추를 만져 진단하다 보면 요추가 아주 조금 오른쪽이나 왼쪽으로 휘어져 있고 틀어져 있다는 것을 알 수 있었습니다(15쪽 참조).

그것은 엑스레이를 찍어도 나타나지 않을 정도로 '아주 미세한 틀어짐'입니다. 치료를 받아도 통증이 재발하는 근본 원인은 틀어짐이 치료되지 않았기 때문이죠.

의료기관에서 통증이 지속되는 환자에게 요추의 틀어짐을 교정하는 시술을 하면 통증이 말끔히 가시는 것을 확인할 수 있습니다. 이처럼 우리 몸의 지속적인 통증 대부분은 틀어짐이 원인입니다.

허리뿐만 아니라 목이나 어깨, 팔꿈치, 무릎, 발목까지……. **통증의 원인은 경추(목뼈)나 요추, 관절의 틀어짐**에 있다고 할 수 있습니다.

틀어짐은 앉기, 서기, 걷기 등과 같이 지극히 평범한 일상생활의 작은 습관과 자세가 원인이 되어 발병합니다. 그러므로 누구나 몸이 틀어지고 통증이 생길 가능성이 있다는 것을 의미합니다.

'누워서 1분', 온몸의 통증이 말끔히 사라진다

이 책은 틀어짐을 예방하고 개선하면서 통증을 낮게 하는 스트레칭에 대해 설명하고 있습니다. 기본적으로는 '누워서 1분'이면 할 수 있는 아주 간단한 관리입니다.

간단하지만 효과는 탁월!

1일 1회 1분의 스트레칭으로 전신의 통증이 완화됩니다. 믿기 어려우신가요? 2013년부터 저는 유튜브를 통해 저만의 독창적인 스트레칭법을 공유하고 있는데 1,300만 회 이상의 조회 수를 기록하고 있습니다. 조회 수와 동영상에 달린 댓글들을 통해 효과가 크다는 것을 알 수 있습니다.

"아파서 일어설 수도 없었는데 아주 편해졌어요!"

"접골원에도 가보고 침을 맞아도 통증이 가시지 않았는데 이 스트레칭을 하니까 아주 좋아진 것 같아요."

"대박! 두드리고 누르기만 했는데 이렇게 편해지다니 감동적!"

단 1분간의 스트레칭이 여러분을 오랜 통증에서 해방시켜 줄 것입니다. **아침에 일어났을 때나 자기 전에 한 번, 또는 아침저녁으로 두 번** 스트레칭해 보세요.

오늘부터 1분 스트레칭 시작합니다!

등장인물 소개

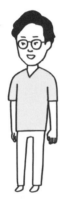 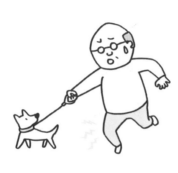 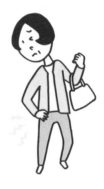

시라이 텐도 (텐도 선생님)

환자 대표인 노력한 씨, 오하나 씨와 함께 '몸의 통증을 스스로 치료하는' 방법에 대해 알기 쉽게 설명합니다!

노력한 씨

70대 노력한 씨는 반려견 코로와 산책하는 것이 일과. 다만 허리와 무릎, 발목에 통증이 있어 산책은 쉬엄쉬엄.

오하나 씨

50대의 오하나 씨는 경리 일을 하고 있습니다. 앉아서 일하는 사무직으로 목과 어깨 결림, 허리와 고관절 통증으로 고생하고 있습니다.

서장

누워서 30초
전신의 균형을 맞춘다! …13

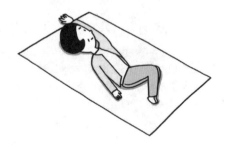

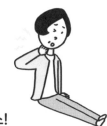

제**1**장

목 통증
목 결림에서 일자목, 어깨 결림까지 해소!

제2장

어깨 통증
팔을 흔들어 어깨 결림과 통증 해소!

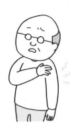

제3장

팔꿈치 통증
안쪽인지 바깥쪽인지 체크

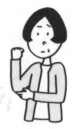

제4장

손가락&기타 통증
방아쇠 수지증후군부터 두통, 턱관절, 만성 전립선염까지

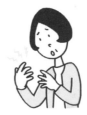

제5장

등 통증
틀어진 흉추를 바로 잡아 통증 해소!

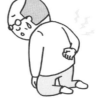

허리 통증
누워서 1분 스트레칭으로 <u>모든 요통</u> 해소!

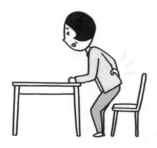

제**7**장

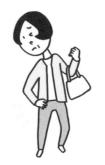

고관절 통증
전신의 중심, 무릎과 허리에도 큰 영향!

제**8**장

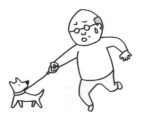

무릎 통증
무릎 틀어짐부터 계단 이동 시 통증까지 해소!

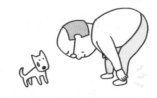

발의 통증

발목에서 종아리, 무지외반증 통증까지

누워서 30초
전신의 균형을 맞춘다!

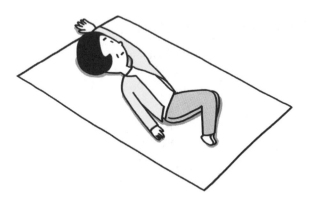

'허리 통증' 환자의 공통점,
무릎, 어깨, 목이 좋지 않다!

제가 원장으로 일하고 있는 니시스미노에 정체원을 찾는 분 중 대부분은 요통을 호소합니다. 그런 환자들의 몸 상태를 검사해보면 요통만 있는 게 아니라 무릎이 안쪽으로 틀어져 있고, 어깨의 가동 범위가 너무 좁아서 팔이 올라가지 않고, 목도 잘 돌아가지 않는 등 다른 부위의 상태도 나쁜 경우가 많습니다.

머리말에서 대부분의 통증은 뼈나 관절의 '틀어짐' 때문이라고 설명하였습니다. 여기서 '뼈가 틀어진다는 게 무슨 말이야?'라는 의문을 가지는 독자도 있을 것 같습니다.

예컨대 **요통의 원인은 요추의 틀어짐**에 있습니다.

말 그대로 똑바로 배열되어 있어야 할 요추가 오른쪽 또는 왼쪽으로 아주 미미하지만 틀어져 있는 것입니다. 이것이 이 책에서 말하는 '틀어짐'입니다.

틀어짐은 요추뿐만 아니라 흉추와 경추에서도 나타납니다. 그 틀어짐으로 인해 뼈가 비뚤어지고 근육을 당기면서 근육이 딱딱해져 결리고 아픈 증상이 생깁니다. 딱딱해진 근육은 틀어진 상태를 고정시켜 점점 더 증상을 악화시키는 악순환을 일으킵니다.

<u>요추의 틀어짐이란?</u>

왼쪽 틀어짐

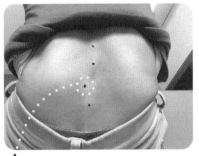

요추의 극돌기가 약간
왼쪽으로 틀어져 있다

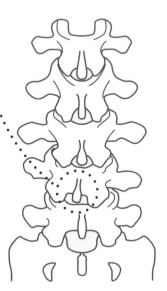

오른쪽 틀어짐

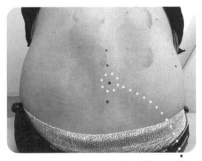

요추의 극돌기가 약간
오른쪽으로 틀어져 있다

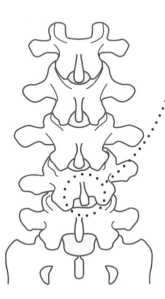

전신의 균형을 잡아 통증 해소

1장에서는 핀포인트를 이용해 통증을 가라앉히는 스트레칭을 설명하려고 합니다. 먼저 전신의 균형을 잡아주는 스트레칭부터 소개하겠습니다.

'그것보다는 아픈 곳을 빨리 해결하고 싶다!'는 생각이 들 수도 있겠지만, 몸의 요소(경추, 견갑골, 골반)가 틀어지면 전신의 균형이 무너지고 통증을 일으키는 경우가 많습니다.

스트레칭으로 틀어진 곳의 문제를 해결하면 전신 근육의 균형이 정돈되면서 목이나 견갑골 주위의 통증, 등 통증, 요통, 고관절 통증, 무릎 통증까지 잡힙니다. 또한 아직 통증으로 발병하지는 않았지만, 원인 모를 묵직한 증상이나 통증 예방에도 도움이 됩니다.

스트레칭을 하기 전에 먼저 몸이 틀어져 있지 않은지 체크하세요. 체크 포인트는 3곳, 좌우 귓불과 어깨 높이, 그리고 좌우 무릎의 길이입니다.

경추, 견갑골, 요추의 틀어짐

간단한 체크를 통해 몸이 틀어져 있지 않은지 알 수 있습니다.

먼저 귓불과 어깨의 높이는 거울 앞에 서서 체크합니다. 이때 **짧은 시간에 본 첫인상으로 판단**해야 합니다. 귓불의 위치를 잘 모르겠다면 얼굴이 어느 쪽으로 기울어져 있는지 살펴보세요.

귓불 체크를 통해 경추(목뼈)의 제1경추가 틀어져 있는지를 알 수 있습니다. 제1경추가 틀어져 있으면 귓불이 내려가는 경향이 있기 때문입니다. 그러므로 귓불의 좌우 위치가 다르다는 것은 제1경추가 틀어져 있다는 뜻입니다. 위치가 거의 같은 사람은 거의 틀어지지 않았다고 할 수 있습니다.

어깨 체크를 통해서는 좌우 견갑골 중 어느 쪽이 내려가 있는지를 알 수 있습니다. 견갑골이 내려가는 원인은 몸의 겨드랑이에서 허리에 걸쳐 뻗어 있는 광배근이 수축해 딱딱해졌기 때문입니다.

20쪽에서와 같이 **무릎을 꿇은 상태로 무릎까지의 길이를 체크해 보세요.** 무릎까지의 길이를 보면 골반이 틀어져 있는지 알 수 있습니다.

양 무릎 중 길이가 짧은 쪽 골반이 뒤로 빠져 있다고 생각하면 됩니다. 오른쪽 무릎이 짧으면 오른쪽 골반이 뒤로 틀어진 것이고, 왼쪽 무릎이 짧으면 왼쪽 골반이 뒤로 틀어져 있는 것입니다.

경추와 견갑골이
틀어져 있는지 체크

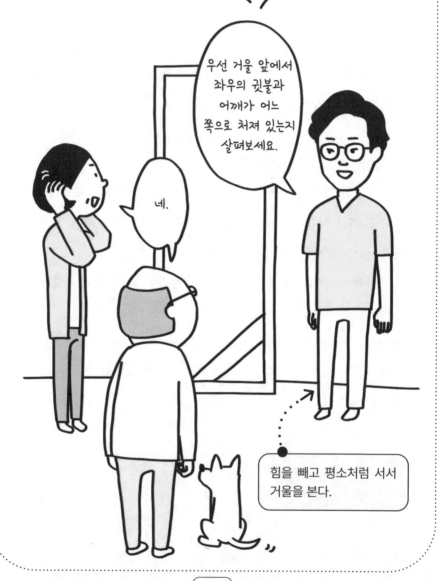

우선 거울 앞에서 좌우의 귓불과 어깨가 어느 쪽으로 처져 있는지 살펴보세요.

네.

힘을 빼고 평소처럼 서서 거울을 본다.

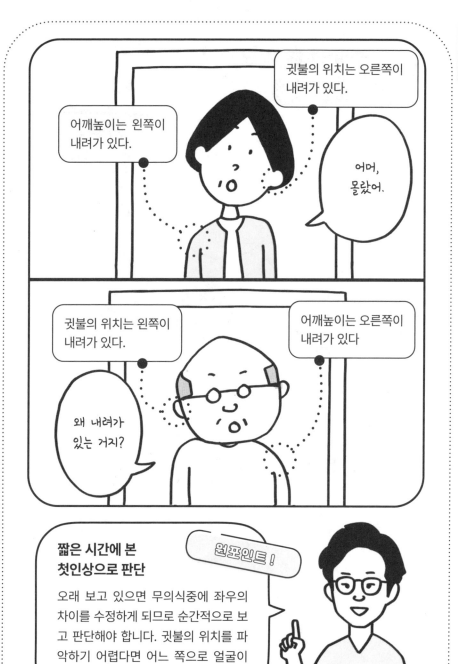

19

무릎을 꿇고 앉거나 의자에 앉아 골반이 틀어졌는지 확인한다

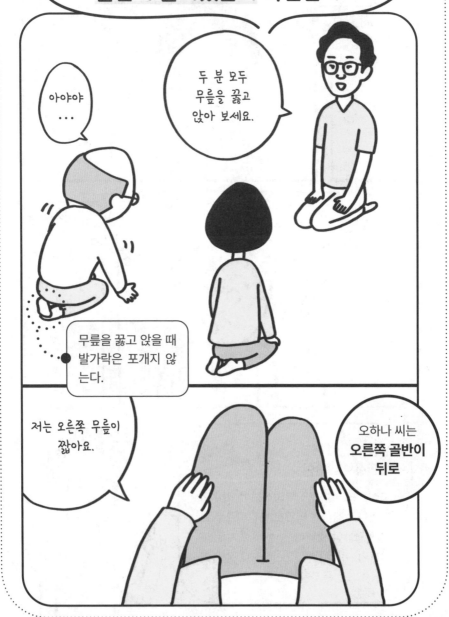

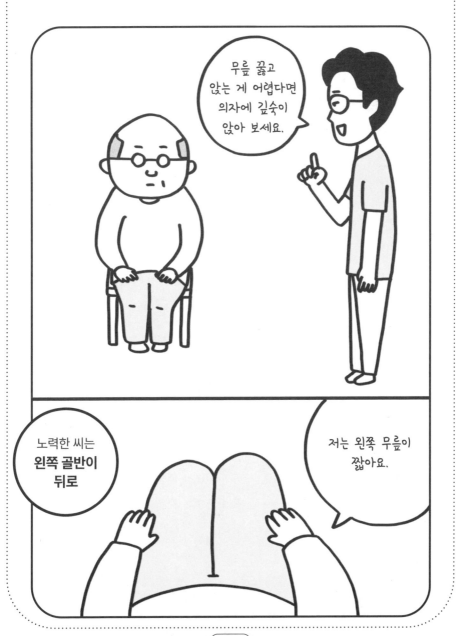

누워서 하는 30초 스트레칭
틀어진 골반, 견갑골, 경추 교정!

귓불, 어깨, 무릎의 좌우 차이를 확인했다면, 24~25쪽의 스트레칭으로 틀어진 곳을 바로잡아 균형 잡힌 몸을 만드세요. 스트레칭 시간은 단 30초, 누워서 진행합니다.

이렇게 간단한 스트레칭으로 틀어진 몸을 교정할 수 있는지 궁금한가요? 좀 더 자세히 설명해보겠습니다. 24~25쪽의 스트레칭을 통해 취하는 포즈는 3가지입니다.

먼저, 누워서 무릎을 세운 다음 **무릎까지의 길이가 길었던 방향으로 양 무릎을 넘깁니다**. 왼쪽 무릎까지 길이가 더 길었다면 왼쪽으로 양 무릎을 넘기세요. 이 동작을 통해 뒤로 빠져 있던 쪽의 골반이 앞으로 나와 틀어짐이 교정됩니다. 틀어진 골반이 교정되면 골반과 연결된 척추의 틀어짐도 개선됩니다.

골반의 틀어짐을 바로잡아 좌우 골반의 높이를 맞추면 골반 전체의 비뚤어짐을 교정할 수 있습니다.

그다음은 견갑골을 들어올리는 포즈를 취합니다.

어깨가 처져 있던 쪽의 팔만 만세 동작으로 들어 올립니다. 팔을 올리면 수축하여 딱딱해진 광배근이 스트레칭됩니다. 그러면 딱딱해진 근육이 이완되면서 늘어나고, 근육의 수축으로 처져 있던 견갑골이 제자리로 돌아가 어깨의 위치도 돌아옵니다.

세 번째로 경추 스트레칭에서는 **귓불이 내려가 있던 쪽의 반대 방향으로 고개를 돌립니다.** 귓불이 오른쪽으로 내려가 있었다면 얼굴을 왼쪽으로 돌립니다. 그러면 뒤로 틀어져 있던 제1경추가 앞으로 나와 틀어진 경추를 교정할 수 있습니다.

제1경추의 '틀어짐'이란?

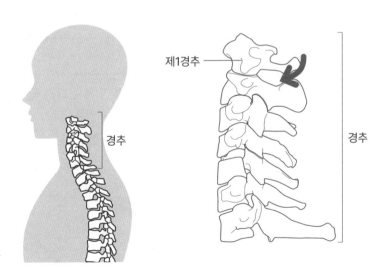

누워서 30초 만에
전신의 균형을 맞춘다

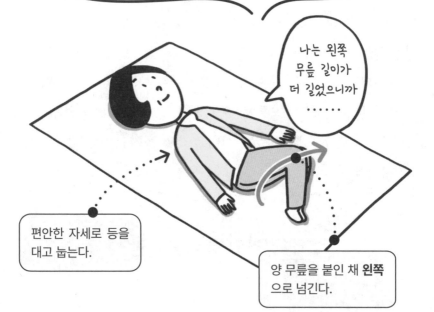

나는 왼쪽 무릎 길이가 더 길었으니까 ······

편안한 자세로 등을 대고 눕는다.

양 무릎을 붙인 채 **왼쪽** 으로 넘긴다.

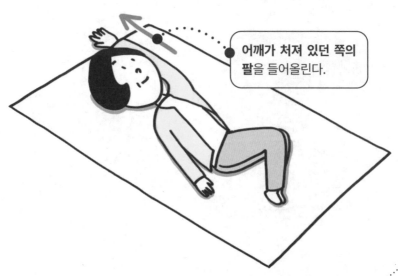

어깨가 처져 있던 쪽의 팔을 들어올린다.

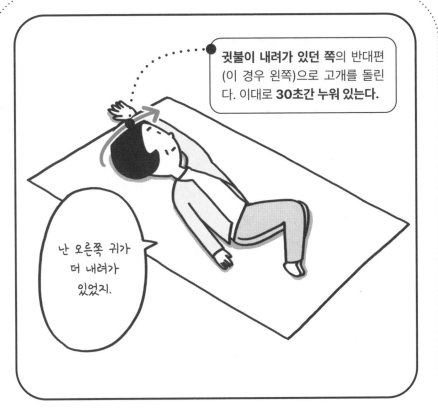

귓불이 내려가 있던 쪽의 반대편
(이 경우 왼쪽)으로 고개를 돌린
다. 이대로 **30초간** 누워 있는다.

난 오른쪽 귀가
더 내려가
있었지.

원포인트!

비뚤어진 체형은 평소의 자세나 생활습관에서 비롯된다

끝난 뒤 무릎의 길이, 귓불이나 어깨의
높이를 체크해 보세요. 길이나 높이가
같아졌나요? 정기적으로 30초 스트레
칭을 하여 틀어진 체형의 균형을 맞춰
보세요.

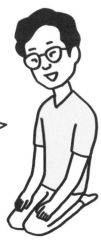

아픈 부위 + '아래 부위' 스트레칭

이 책의 제1~4장에서는 목, 어깨, 팔꿈치, 손가락까지 주로 상반신 통증 해소법을, 제5~9장에서는 등, 허리, 고관절, 무릎, 다리까지 주로 하반신 통증 해소법을 설명하고 있습니다.

또한 **아픈 부위를 스트레칭한 후 그 아래 부위도 세트로 스트레칭**을 해주면 좋습니다. '아래 부위'란 **'목의 통증 → 어깨 스트레칭', '어깨 통증 → 팔꿈치 스트레칭', '허리 통증 → 고관절 스트레칭', '고관절 통증 → 무릎 스트레칭'**을 하는 것입니다.

통증이 있는 부위의 한 단계 아래 관절(한 단계 말단부)이 틀어질 수 있기 때문입니다.

예를 들어 목의 통증(1장)을 없애기 위해 스트레칭을 한다면 그 아래 부위인 어깨(2장)도 세트로 스트레칭 하세요. 3일에 한 번 정도면 됩니다.

세트로 진행하면 좋을 '아래 부위'의 스트레칭은 다음과 같습니다. 참고하여 세트로 스트레칭 하세요.

- 목 통증이 있는 사람 → 어깨 스트레칭 (55쪽)
- 어깨 통증이 있는 사람 → 팔꿈치 스트레칭 (69쪽)
- 팔꿈치 통증이 있는 사람 → 손목 스트레칭 (74쪽)
- 등 통증이 있는 사람 → 허리 스트레칭 (108쪽)
- 허리 통증이 있는 사람 → 고관절 스트레칭 (140쪽)
- 고관절 통증이 있는 사람 → 무릎 스트레칭 (153쪽)
- 무릎 통증이 있는 사람 → 발목 스트레칭 (165쪽)

통증을 완화시킨 후 전신 스트레칭으로 균형을 잡는다

전신 스트레칭의 순서는 먼저, 가장 신경 쓰이는 통증에 효과적인 스트레칭을 합니다. 예컨대 '자다가 몸을 뒤척이면 허리가 아픈 사람'은 126쪽의 스트레칭을 합니다.

그 다음 허리 '아래 부위'인 '고관절 통증'에 효과가 있는 스트레칭(140쪽)을 합니다. 그리고 마지막으로 24쪽에 소개한 전신의 균형을 맞추는 '30초간 누워서 하는 스트레칭'을 하세요.

전신 스트레칭은 평소에 통증이 가라앉고 몸 상태가 괜찮은 때에도 해주세요. 일상에서 아무리 조심한다고 해도 집안일이나 작업을 하다보면 항상 경추나 요추, 골반이나 고관절 등에 부담을 주는 동작을 하게 마련입니다.

그런 일상적인 부담이 뼈와 관절의 틀어짐으로 이어지고, 통증을 유발하게 됩니다. 통증이 생기기 전에 전신 스트레칭으로 틀어짐을 예방하세요.

스트레칭 횟수는 다음의 기준으로 실시합니다.

● 아픈 부위 스트레칭 - 1일 1회
● '누워서 30초 스트레칭'(24쪽) - 1일 1회
● '아래 부위' 스트레칭 - 3일 1회

아침에 일어났을 때, 밤에 자기 전 침대에서 일과처럼 꾸준히 해 보세요.

제**1**장

목 통증
목 결림에서 일자목,
어깨 결림까지 해소!

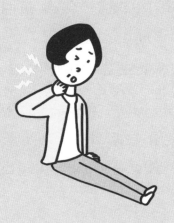

<u>제1경추가 틀어지면</u>
목의 통증과 결림이 생긴다

목뼈는 7개의 추골로 구성되어 있으며 이를 '경추'라고 합니다(23쪽). 경추는 머리를 지탱하는데, 머리의 무게는 체중의 약 10%입니다. 몸무게가 60kg인 사람의 머리 무게는 약 6kg에 이르는 상당한 무게입니다.

그렇게 무거운 머리를 온종일 받치고 있으므로 통증이 생기기 쉬운 부위라고 할 수 있습니다.

그중에서도 제1경추는 뇌와 가장 가깝고 신경과 혈관의 영향을 받기 쉬운 추골입니다. 또한 다른 경추에 비해 가동 범위가 넓고 고개를 돌릴 때 가장 많이 움직입니다. 그만큼 틀어지거나 어긋나기 쉬워요. 제1경추가 틀어지면 목 뒤 전체가 결리거나 통증이 생기게 됩니다.

일자목과 목의 통증까지 스스로 치료한다

요즘 자주 화제에 오르는 증상이 '스마트폰 목'이라고도 불리는 일자목입니다. 경추는 무거운 머리를 받치고 있어 그 부담을 줄이기 위해 완만한 곡선을 이루고 있는데, 이 완만한 곡선이 사라지고 직선이 된 상태가 일자목입니다.

일자목은 장시간 고개를 숙이고 스마트폰이나 컴퓨터를 보는 생활을 계속한 결과, 목의 '흉쇄유돌근'이라는 근육이 수축한 채 굳어버려 '위를 쳐다보면 아프다'거나 '목 뒤 전체가 결리고 아픈' 증상으로 나타납니다.

또한 일자목을 가진 사람은 척추의 S자 커브도 사라진 경우가 많아 '앉아 있으면 허리가 아프다'거나 '앞으로 구부리면 허리가 아픈' 증상이 나타나기 쉽습니다.

그 밖에도 **목을 옆으로 젖히면 아프거나 목과 어깨 부위가 당기는 것**도 어깨 관절의 틀어짐이나 승모근, 대흉근, 광배근 등의 근육 때문에 생기는 증상입니다.

목의 통증을 해소하기 위해서는 틀어진 제1경추를 원상 복귀시키고 뻣뻣해진 근육을 풀어주는 스트레칭이 효과적입니다.

1장에서는 목 뒤 전체의 결림, 옆으로 젖히면 나타나는 통증, 목에서 어깨에 걸친 당김 증상, 잠을 잘못 자서 목이 아픈 증상 등을 개선하는 스트레칭을 소개합니다.

스트레칭으로 목을 돌리거나 팔을 올릴 때는 통증이 생기지 않는 범위 안에서 실시하세요. 아픈데도 참고 하면 증상이 악화될 수 있으니 절대 무리하지 마세요.

해소법은 다음 쪽

목부터 머리까지 무겁게 느껴진다!
묵직한 통증 해소법

제1경추가 틀어져 있으면 목의 신경을 압박해 통증을 일으키는 경우가 많습니다. 그래서 우선 틀어진 경추를 원래대로 되돌리는 스트레칭을 합니다.

18쪽에서 소개한 바와 같이 거울 앞에 서서 어느 쪽 귓불이 내려가 있는지 확인해 보세요. 위치의 차이를 분명하게 알 수 있는 사람도 있고, 좌우의 차이가 아주 미미한 사람도 있을 것입니다.

거울을 오래 보고 있으면 무의식중에 몸의 좌우 차이를 보정하게 되므로 짧은 시간에 본 첫인상으로 어느 쪽 귀가 내려가 있는지 확인하세요. **귓불이 내려가 있는 것은 제1경추가 틀어져 있기 때문입니다.**

오른쪽이 내려가 있으면 제1경추의 오른쪽이 아래로 당겨지면서 오른쪽으로 틀어진 것입니다. 왼쪽이 내려가 있으면 제1경추의 왼쪽이 아래로 당겨지면서 왼쪽으로 틀어진 것입니다.

이렇게 틀어져 있기 때문에 귓불의 위치가 다르게 보이는 것입니다. 어느 쪽이 틀어져 있는지 알게 되면 경추 스트레칭을 통해 틀어짐을 교정합니다.

스트레칭은 자연스럽게 목이 돌아가는 데까지만 한다

우선은 **귓불이 내려가 있는 쪽으로 5초간 고개를 돌리고, 이어서 반대쪽으로 30초간 고개를 돌립니다.**

예컨대 오른쪽 귓불이 내려가 있으면 5초 동안 오른쪽을 바라봅니다. 틀어져 있는 오른쪽으로 고개를 돌리면 제1경추는 오른쪽으로 더 틀어지게 됩니다.

다음은 왼쪽으로 30초 동안 고개를 돌립니다. 왼쪽을 바라보면 오른쪽으로 틀어져 있던 제1경추가 교정되어 제 위치로 돌아갑니다.

왼쪽 귓불이 내려가 있으면 왼쪽으로 5초 동안 고개를 돌리고, 이어서 반대편인 오른쪽으로 30초 동안 고개를 돌립니다.

이 스트레칭을 할 때 절대 무리하지 않는 것이 중요합니다. 옆을 바라볼 때 자연스럽게 고개가 돌아가는 데까지만 돌리세요. 그리고 5초 동안 움직이지 않고 그대로 있습니다.

자연스럽게 목이 돌아가는 데까지만 스트레칭해도 충분히 효과가 있습니다. 잠을 잘못 자서 목을 조금만 돌려도 아플 때는 스트레칭을 하지 않는 것이 좋습니다.

제1경추의 틀어짐을 해소하는 스트레칭

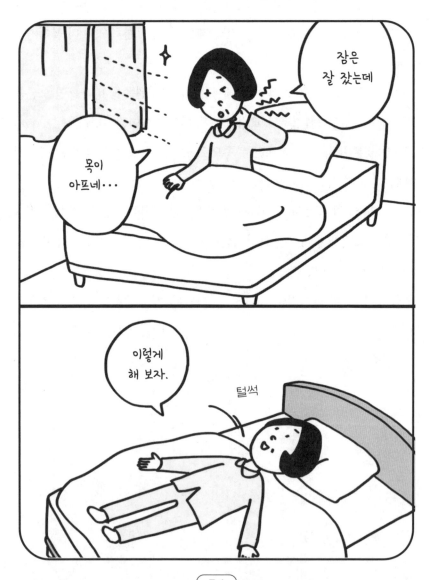

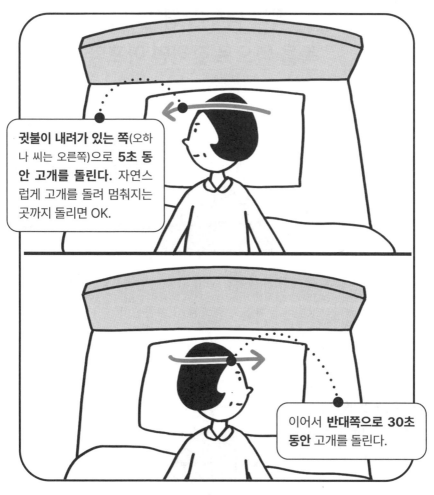

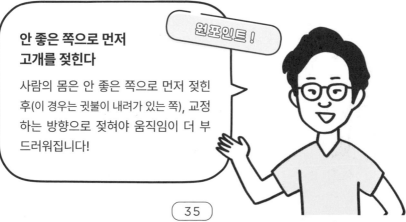

목과 어깨가 당긴다,
목을 옆으로 젖히면 아프다

옆을 쳐다볼 때나 목을 젖혔을 때 아프고, 어깨가 당기고 결리는 것은 주로 '승모근'이라는 어깨 근육과 관련 있습니다.

승모근은 목덜미에서 견갑골로 이어지는 마름모꼴의 커다란 근육입니다. 어깨 관절이 안쪽으로 틀어지면 견갑골이 바깥쪽으로 당겨지고 견갑골에 붙어 있는 승모근도 함께 당겨집니다. 어깨가 안쪽으로 굽어 있는 이른바 '말린 어깨' 증상도 '어깨 관절의 틀어짐'이 원인입니다.

어깨 관절이 안쪽으로 틀어져 승모근이 만성적으로 당겨진 상태가 지속되면 이 근육이 딱딱해지면서 목이 잘 돌아가지 않거나 옆으로 기울이면 몹시 당기는 느낌이 듭니다.

어깨 관절이 안쪽으로 틀어지고 견갑골이 바깥쪽으로 당겨지는 것은 '대흉근'과 '광배근'이 관련있습니다. 대흉근은 가슴에서 어깨까지 이어지는 근육이고, 광배근은 등의 근육입니다. 이 두 근육이 굳어 견갑골을 바깥쪽으로 고정시켜 버립니다.

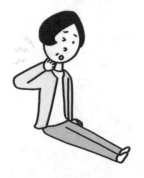

요통, 다리 저림, 걸을 때 통증이 나타나는 것이 대표적인 증상

대흉근과 광배근을 풀어 견갑골의 위치가 원래대로 돌아가도록 만듭니다. 그러면 '승모근'도 바깥으로 당겨지지 않게 되어 목의 통증과 어깨 결림이 완화됩니다.

스트레칭을 하기 전에 고개를 좌우로 돌려보고 어디까지 돌릴 수 있는지 가동 범위를 알아두면 좋습니다.

일단 대흉근부터 풉니다. **목 오른쪽이 아프면 오른쪽을 위로 하고 왼쪽이 아프면 왼쪽을 위로 하여 옆으로 눕습니다**(베개를 베고 누우세요). 겨드랑이 아래의 앞쪽에 붙어 있는 근육이 '대흉근', 뒤쪽에 붙어 있는 근육이 '광배근'입니다.

겨드랑이 안쪽에 붙어 있는 대흉근을 움켜쥐고 팔꿈치로 원을 그리듯 앞에서 뒤로 팔을 크게 돌리기 10회를 합니다. 최대한 뒤로 크게 회전하도록 의식합니다. 악력이 약한 사람은 어깨에서 가슴에 걸친 부위를 손바닥으로 눌러 안쪽으로 당기고 팔꿈치로 원을 그리는 동작을 합니다.

이어서 겨드랑이 밑의 바깥쪽에 있는 광배근을 잡고, 앞서 대흉근과 동일한 스트레칭(팔꿈치로 원 그리기) 10회를 합니다. 광배근이 잡히지 않는 사람은 겨드랑이 한가운데에서 바깥쪽을 향해 손바닥으로 누른 상태에서 팔꿈치로 원을 그리는 동작을 합니다.

대흉근과 광배근을 누워서 풀어준다

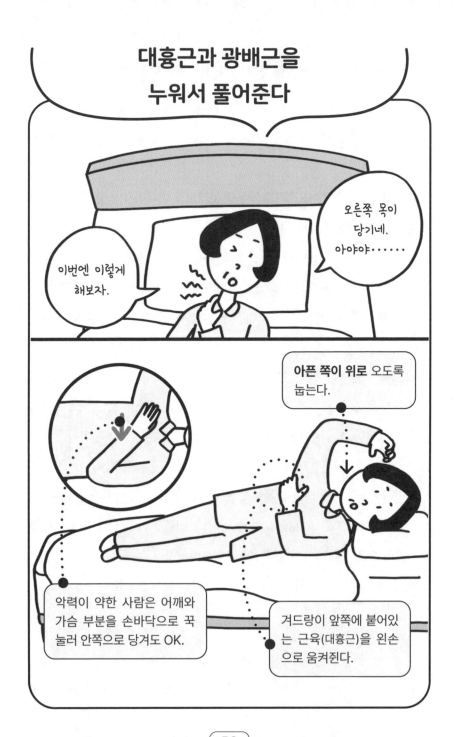

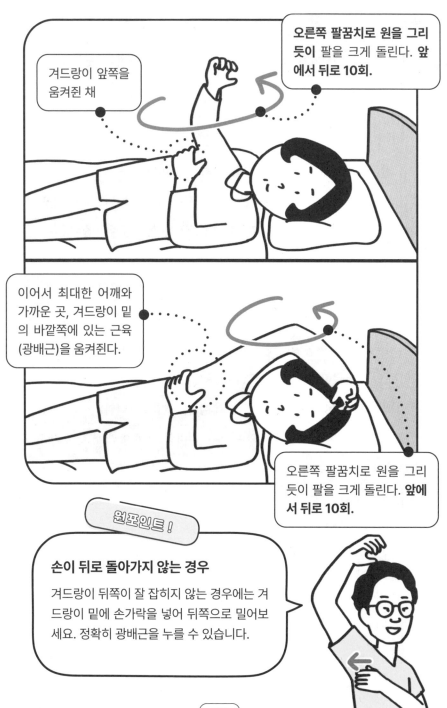

오른쪽 팔꿈치로 원을 그리듯이 팔을 크게 돌린다. **앞에서 뒤로 10회.**

겨드랑이 앞쪽을 움켜쥔 채

이어서 최대한 어깨와 가까운 곳, 겨드랑이 밑의 바깥쪽에 있는 근육(광배근)을 움켜쥔다.

오른쪽 팔꿈치로 원을 그리듯이 팔을 크게 돌린다. **앞에서 뒤로 10회.**

원포인트!

손이 뒤로 돌아가지 않는 경우
겨드랑이 뒤쪽이 잘 잡히지 않는 경우에는 겨드랑이 밑에 손가락을 넣어 뒤쪽으로 밀어보세요. 정확히 광배근을 누를 수 있습니다.

목을 좌우로 돌리면 아프다!
잠을 잘못 자서 아플 때 대처법

잠을 잘못 자 고개를 돌릴 수 없었던 경험이 아마 있으실 겁니다. 이러한 현상의 원인은 수면 중의 부자연스러운 자세에 있습니다. 목이 아프니까 목뼈에 문제가 있다고 생각하기 쉬운데 사실은 **상부 흉추의 갈비 척추 관절(늑추관절)에 원인**이 있습니다.

경추 바로 밑에 있는 뼈가 상부 흉추이며, 이것과 갈비뼈를 연결하는 것이 **갈비 척추 관절**입니다. 목은 경추로만 움직이는 것이 아닙니다. 경추와 이어지는 흉추와 연동됩니다. 따라서 **갈비 척추 관절이 틀어져 정상적으로 움직이지 않으면 목이 돌아가지 않거나 통증이 생깁니다.** 이 때, 스트레칭을 하면 틀어진 갈비 척추 관절이 바로 잡혀 잘 움직이게 됩니다.

고개가 돌아가지 않는 방향의 반대쪽 손바닥을 목 아래에 갖다 대고, 잘 돌아가지 않는 방향의 아래쪽 피부를 끌어내리며 고개를 돌린 상태로 2초간 유지합니다. 고개를 원위치로 돌린 뒤 한 번 더 같은 동작을 합니다.

갈비뼈는 가슴 쪽과 등 쪽으로 연결되어 있으므로 **가슴 쪽을 끌어내리면 등 쪽의 갈비 척추 관절도 함께 스트레칭**이 되는 원리입니다.

등쪽 갈비 척추 관절의 이완을 위해 가슴 쪽부터 스트레칭

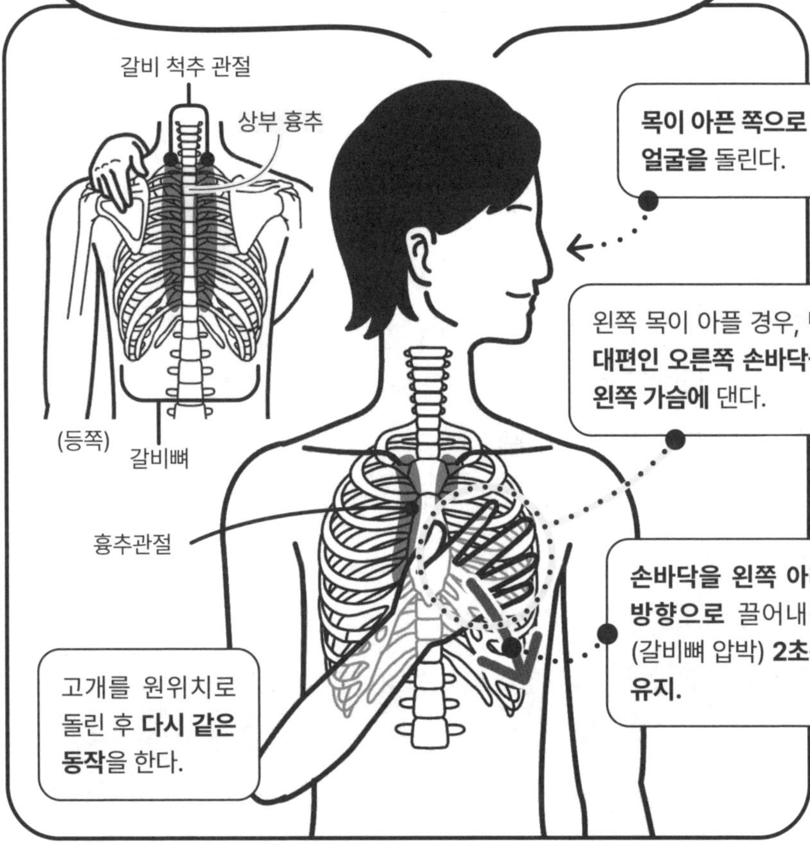
갈비 척추 관절
상부 흉추
(등쪽)
갈비뼈
흉추관절
목이 아픈 쪽으로 얼굴을 돌린다.
왼쪽 목이 아플 경우, 반대편인 오른쪽 손바닥을 왼쪽 가슴에 댄다.
손바닥을 왼쪽 아래 방향으로 끌어내려 (갈비뼈 압박) 2초간 유지.
고개를 원위치로 돌린 후 다시 같은 동작을 한다.

원포인트!

숨쉬기 답답한 분들에게도 추천

등 쪽의 갈비 척추 관절뿐만 아니라 가슴 쪽의 흉늑관절(흉골과 늑연골이 만나는 관절)도 스트레칭합니다. 흉늑관절이 잘 움직이면 호흡이 깊어집니다.

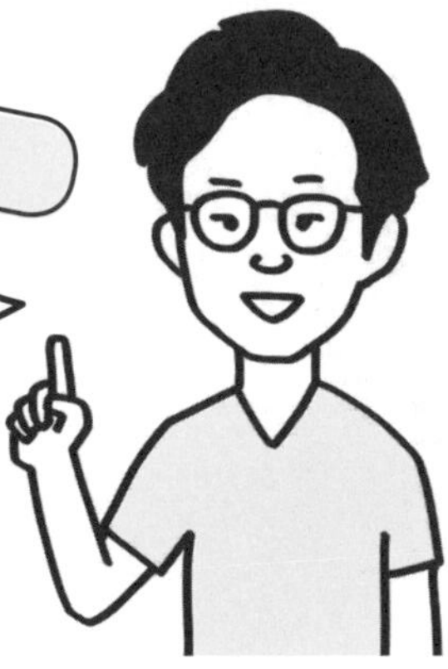

고개를 위로 들거나
아래로 숙이면 아프다

위를 쳐다보거나 아래를 내려다보는 동작은 가슴뼈와 갈비뼈를 연결하는 **'흉늑관절'**과 관련이 있습니다. 이 관절이 매끄럽게 움직이지 않으면 동작이 잘 안 되고 통증이 생기게 됩니다. 관절을 잘 움직이려면 갈비뼈에 붙어 있는 **'늑간근'**이라는 근육을 풀어야 합니다. 근육이 딱딱해지면 관절의 원활한 움직임을 방해하기 때문입니다.

목 아래에 두 손바닥을 포개어 대고 피부를 아래로 당기며 누릅니다. 그 상태로 심호흡을 세 번 합니다. 그다음 손바닥의 위치를 조금 아래로 내려 같은 방법으로 심호흡을 세 번 합니다.

이러한 동작이 스트레칭이 되는 원리는 다음과 같습니다.

숨을 들이마시면 폐가 부풀어 오르고 갈비뼈가 올라오는데, 손바닥으로 갈비뼈 위의 피부를 밀어내리게 되면 올라오려던 것이 눌리고 근육이 펴지면서 스트레칭이 되는 원리입니다. 그러면 **딱딱해져 있던 근육으로 인해 동작에 제한을 받던 흉늑관절도 연동되어 잘 움직이고 목도 부드럽게 움직이게 됩니다.**

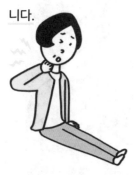

상하로 고개를 잘 움직이게 하는
흉늑관절 스트레칭

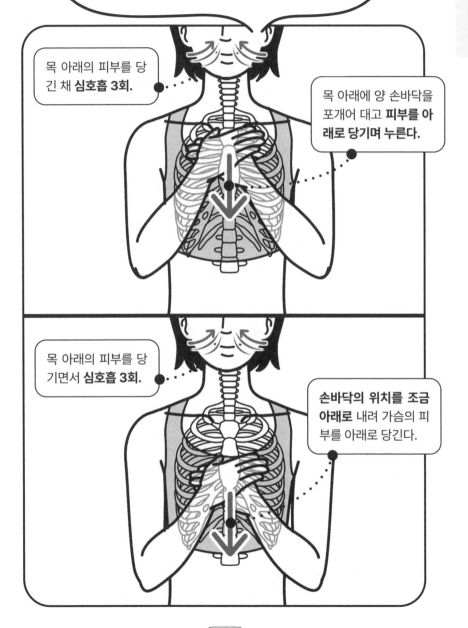

목 아래의 피부를 당긴 채 **심호흡 3회.**

목 아래에 양 손바닥을 포개어 대고 **피부를 아래로 당기며 누른다.**

목 아래의 피부를 당기면서 **심호흡 3회.**

손바닥의 위치를 조금 아래로 내려 가슴의 피부를 아래로 당긴다.

후두부와 목덜미 사이의 움푹한 곳이 아프다

위쪽을 쳐다볼 때 후두부와 목덜미 주변의 약간 움푹한 부분이 아프거나 묵직하게 느껴진 적 있나요? 이 자리는 제1경추 부근에 해당하는데, 이때 간단하게 할 수 있는 스트레칭을 소개할게요.

움푹한 부위의 주변을 만져 딱딱한 곳이나 눌렀을 때 아프면서 시원한 자리를 찾습니다. 그 부분의 머리카락을 손가락으로 잡아 당겨 두피를 움직인다는 느낌으로 아래위로 움직입니다. 10초 정도 움직이세요.

그 밖에도 움푹한 부위 근처에 딱딱한 곳이 있으면 똑같이 10초 정도 머리카락을 잡아당겨 움직입니다.

머리카락 대신 손가락을 이용해 아래위로 문질러 자극해도 됩니다. 통증과 묵직함이 해소될 것입니다.

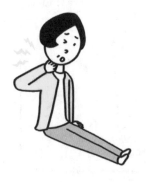

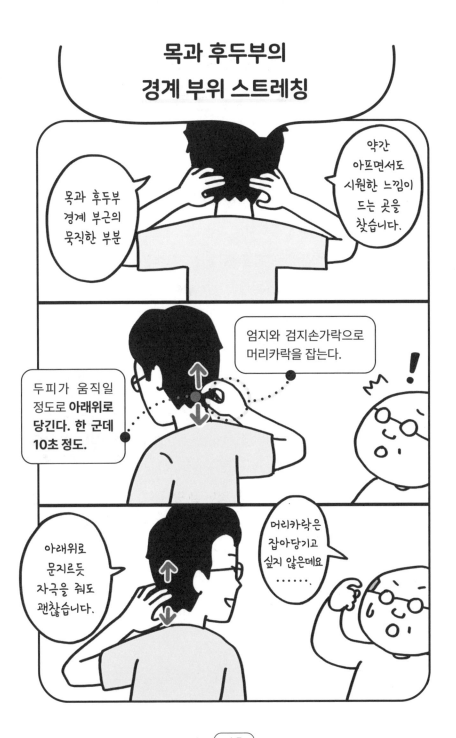

목 앞쪽 통증과
일자목에 효과적!

목 앞쪽에 있는 '흉쇄유돌근'이 딱딱해지면 통증뿐만 아니라 목구멍 막힘과 같은 증상이 나타날 수 있습니다.

이러한 증상을 해소하기 위해 **흉쇄유돌근 스트레칭**을 해보세요. 고개를 옆으로 돌렸을 때 귀 뒤에서 쇄골 안쪽으로 뻗어 있는 굵은 근육이 흉쇄유돌근입니다.

좌우 어느 쪽부터 해도 되지만 여기서는 왼쪽부터 스트레칭하겠습니다.

왼쪽 귀 뒤에서 왼쪽 쇄골까지 뻗어 있는 흉쇄유돌근의 정중앙 부근 피부를 잡습니다. 이 상태를 유지하고 고개를 좌우로 10회 정도 흔듭니다.

그러면 흉쇄유돌근이 부드러워집니다. 이어서 왼쪽을 보며 오른쪽 흉쇄유돌근을 잡고 같은 방식으로 10회 스트레칭합니다.

스트레칭 후에는 근육이 부드러워져 턱이 잘 당겨지고 목구멍이 막힌 듯한 불쾌감도 사라집니다. 일자목으로 인해 생기는 목의 통증과 결림 증상에도 효과가 있습니다.

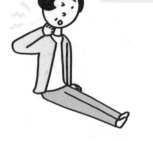

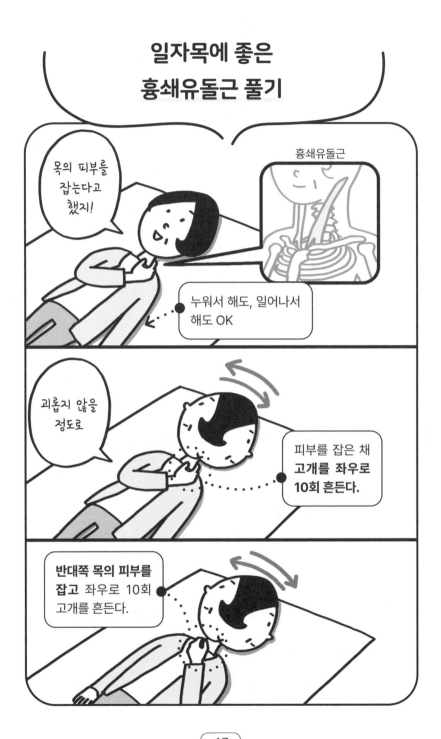

사고나 넘어진 후의 후유증
'경추염좌증' 해소

교통사고 후유증으로 '경추염좌', '경부좌상', '외상성 경부증후군' 등의 병명을 진단받는 경우가 있습니다. 증상은 사람에 따라 다양한데, 자각 증상으로는 두통, 목 통증, 목을 움직이기 어려운 상태, 목과 어깨 결림 등이 있습니다. 눈의 피로나 이명을 호소하는 사람도 있습니다. 이런 증상을 완화시키는 스트레칭을 소개합니다.

그런데 이번에는 목 마사지나 스트레칭을 하지 않습니다. 오히려 목과 상체는 일절 손대지 않습니다. 그럼 어디를 스트레칭할까요? 발입니다. 무릎에서 엄지발가락을 제외한 네 발가락까지 뻗어 있는 '장지신근(長指伸筋)'과 '장모지신근(長母指伸筋, 엄지발가락까지 뻗어있음)'을 풀어줍니다.

"목이 아픈데 발을?" 이라는 의문이 들 수 있습니다.

교통사고로 차가 부딪쳤을 때의 자세를 떠올려보세요. 부딪치는 순간 발로 힘껏 버티게 됩니다.

그때 발의 장지신근이 긴장하게 되고, 사고 후에도 긴장이 남아 있으면 목 통증이 쉽게 사라지지 않습니다. 그러므로 **장지신근의 긴장을 풀면 목의 불편함도 해소**됩니다.

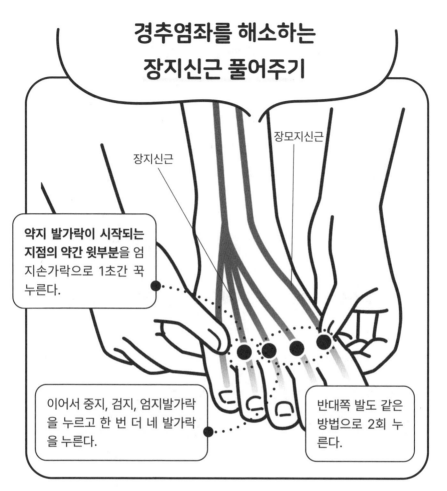

경추염좌를 해소하는
장지신근 풀어주기

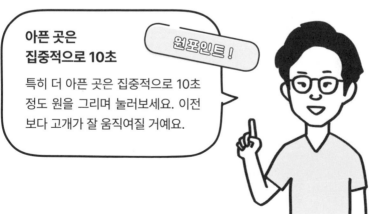

장지신근

장모지신근

약지 발가락이 시작되는 지점의 약간 윗부분을 엄지손가락으로 1초간 꾹 누른다.

이어서 중지, 검지, 엄지발가락을 누르고 한 번 더 네 발가락을 누른다.

반대쪽 발도 같은 방법으로 2회 누른다.

아픈 곳은 집중적으로 10초

원포인트!

특히 더 아픈 곳은 집중적으로 10초 정도 원을 그리며 눌러보세요. 이전보다 고개가 잘 움직여질 거예요.

새끼발가락을 제외한 4개의 발가락을 누르기만 하면 된다

스트레칭으로 발등의 힘줄을 풀어줍니다. 발등을 보면 엄지, 검지, 중지, 약지에서 발목까지 근육이 도드라져 보이는데, 이것이 힘줄입니다.

이 약지에서 엄지발가락까지 굵게 도드라져 있는 힘줄을 꾹 누릅니다.

약지부터 눌러주세요. 발가락이 시작되는 지점의 약간 윗쪽을 1초간 꾹 누릅니다. 이어서 중지, 검지, 마지막으로 엄지발가락을 누릅니다. 이를 한 번 더 약지, 중지, 검지, 엄지발가락 순으로 누른 후 반대쪽 발도 같은 방법으로 2회 누릅니다.

눌렀을 때 통증이 느껴진다면 장지신근·장모지신근이 긴장된 상태입니다. 특히 더 아픈 곳은 10초 정도 둥글게 원을 그리며 지긋이 눌러보세요. 이렇게 두 발을 다 풀어준 다음 목을 움직여보세요. 한결 가벼워졌을 거예요. 욕조에 몸을 담그고 누르는 것도 효과적입니다.

제**2**장

어깨 통증
팔을 흔들어
어깨 결림과 통증 해소!

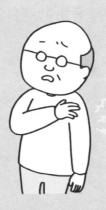

사십견·오십견
어깨 관절 스트레칭

어깨 통증이라고 하면 '사십견'이나 '오십견'을 떠올리는 분이 많습니다. 사실 '사십견'이나 '오십견'이나 증상은 똑같습니다. 40대에 증상이 나타나면 사십견, 50대에 증상이 나타나면 오십견입니다.

특징적인 증상으로는 항상 둔통이 있다, 손을 뒤로 돌릴 수 없다, 어깨 위로 손이 올라가지 않아 전철 손잡이를 잡을 수 없다, 빨래 널기가 어렵다, 선반 위에 있는 물건을 잡을 수 없다⋯ 등 일상의 불편함입니다. 개중에는 자다가 통증으로 깨는 경우도 있습니다.

이런 현상으로 병원을 찾으면 '어깨 관절 주위염'이라는 진단명을 받는 경우가 많습니다. **노화로 인한 어깨 관절 주변의 염증이 원인으로 알려져 있는데, 쉽게 완치되지 않는 것**이 현실입니다.

통증 외에 어깨 결림으로 고생하는 경우도 많습니다. 업무나 장시간 컴퓨터 사용으로 등을 구부린 채 움직이지 않으면 어깨 근육이 긴장되어 어깨 당김이나 통증과 같은 증상이 나타나기 쉽습니다. 이러한 통증을 완화하려면 어깨 관절과 관련된 근육을 풀어주는 스트레칭이 필요합니다.

어깨 통증에는 목 스트레칭이 효과

어깨 전체에 통증을 느낄 때는 가슴뼈와 쇄골의 관절이 틀어져 있다고 보면 됩니다. 그래서 관절을 원래 위치로 되돌리는 스트레칭을 합니다.

사십견, 오십견 증상에 흔한 '팔을 들면 아프다'는 증상에는 쇄골 아래에 있는 '소흉근'과 어깨 관절에 붙어 있는 '극상근', 견갑골에 붙어 있는 '극하근' 등을 풀어줍니다. 또한 통증의 핀포인트를 누른 채 손목을 움직이면 통증이 완화됩니다.

어깨 통증은 목에 원인이 있는 경우도 많습니다. 일자목(30쪽)으로 변형돼 머리의 무게를 완화하는 경추의 굴곡이 사라지면 어깨에도 부담이 가해져 통증이 생기는 것입니다. 그때에는 **어깨뿐만 아니라 목 스트레칭**도 함께 하는 것이 좋습니다.

해소법은 다음 쪽

어깨 결림과 통증이 있다면
일단 이것부터 해보세요

어깨 통증이 생기는 원인은 매우 다양합니다. 만일 어깨에 통증이 느껴진다면 맨 먼저 '흉쇄관절'의 움직임을 좋게 만들어주는 스트레칭을 해보세요.

팔을 올리고 내리는 동작을 할 때 어깨 관절을 움직이게 되는데, 이때 가슴의 흉쇄관절도 동시에 움직입니다.

그런데 습관적으로 등을 구부린 새우등 자세를 취하거나 등을 굽힌 상태로 계속 어깨를 움직이지 않아 갈비뼈의 운동 범위가 좁아지면 호흡이 얕아지고 흉쇄관절의 움직임도 매우 나빠집니다. 팔을 들었을 때 아픈 원인이 바로 이것입니다. 그래서 **흉쇄관절의 움직임을 원활하게 만드는 스트레칭**을 하는 것입니다.

만일 왼쪽 어깨가 잘 올라가지 않고 아프다면 목 아래에 있는 왼쪽 쇄골의 돌출부를 찾으세요. 오른손 검지를 이용해 그 쇄골의 돌출부 아래 피부를 쇄골 위로 걸치듯 오른쪽 귀 방향으로 밀어올립니다. 이 상태에서 왼팔을 몸 앞에서 좌우로 20회 흔듭니다.

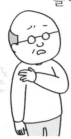

흉쇄관절을 부드럽게 움직이는 스트레칭

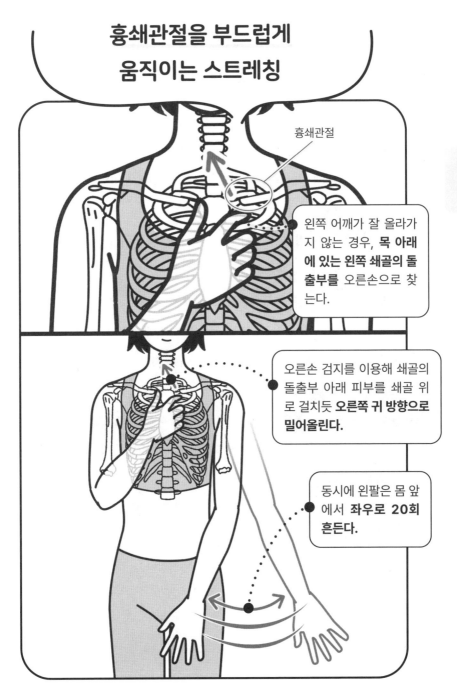

흉쇄관절

왼쪽 어깨가 잘 올라가지 않는 경우, **목 아래에 있는 왼쪽 쇄골의 돌출부를** 오른손으로 찾는다.

오른손 검지를 이용해 쇄골의 돌출부 아래 피부를 쇄골 위로 걸치듯 **오른쪽 귀 방향으로 밀어올린다.**

동시에 왼팔은 몸 앞에서 **좌우로 20회 흔든다.**

팔을 앞으로 올리면 어깨가 아프다!
말린 어깨 개선책

팔을 앞으로 올릴 때 생기는 통증은 '소흉근'이 딱딱해진 것이 원인이므로 소흉근을 풀어줍니다.

쇄골 아래에는 견갑골과 이어진 오구돌기라는 것이 있는데 이 돌기에서 가슴 쪽으로 붙어 있는 근육이 소흉근입니다.

소흉근을 눌러 팔을 움직이는 스트레칭을 합니다. 손가락으로 쇄골 아래의 '바깥쪽=어깨 끝쪽'을 따라가다 보면 어깨 관절 바로 앞에 툭 튀어나온 뼈가 있습니다. 이것이 오구돌기인데, 이 뼈의 아래쪽을 눌러주세요.

오른팔을 들었을 때 어깨가 아프다면 왼손으로 오구돌기 아래를 누르고 오른팔을 몸 옆에서 20회 앞뒤로 움직입니다. 왼팔을 들었을 때 어깨가 아프다면 오른손으로 오구돌기 아래를 누르고 왼쪽 팔을 몸 옆에서 20회 앞뒤로 움직입니다.

소흉근이 부드러워지면 팔을 올릴 때 어깨 통증이 한결 줄어듭니다.

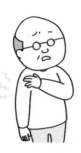

소흉근을 풀어
어깨 통증 해소

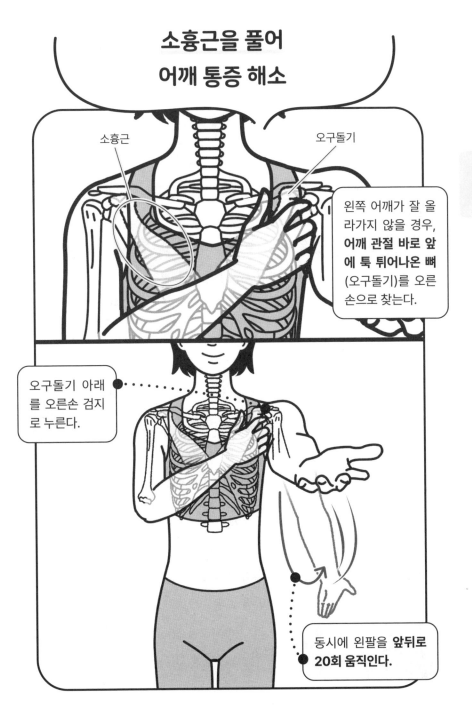

소흉근

오구돌기

왼쪽 어깨가 잘 올라가지 않을 경우, **어깨 관절 바로 앞에 툭 튀어나온 뼈**(오구돌기)를 오른손으로 찾는다.

오구돌기 아래를 오른손 검지로 누른다.

동시에 왼팔을 **앞뒤로 20회 움직인다.**

팔을 옆으로 올리면 어깨가 아프다!
극상근 풀기

팔을 옆에서 위로 올렸을 때 어깨가 아프다면 '극상근'을 풀어주세요. 극상근은 등 위쪽에 있는 견갑골과 상완골에 걸쳐 붙어 있는 근육으로, 팔을 옆으로 들어올리는 작용을 합니다. 이 근육이 굳으면 팔이 옆으로 잘 올라가지 않고, 옆으로 올렸을 때 어깨에 통증이 생기기도 합니다.

스트레칭은 팔을 옆으로 올렸을 때 아픈 쪽 어깨의 극상근을 누른 상태에서 팔을 뻗어 비틀듯이 손바닥을 안쪽으로 돌리거나 바깥쪽으로 돌립니다.

누르는 부위를 찾는 법은 다음과 같습니다. 오른쪽 어깨에 통증이 있다면 오른쪽 어깨의 불룩한 곳을 찾아 어깨 끝까지 왼손가락으로 따라가 보세요. 어깨 끝 바로 앞부분에 움푹 팬 곳이 있는데 움푹한 부분의 뒤쪽이 견갑골이고 앞쪽이 쇄골입니다. 즉 **견갑골과 쇄골 사이의 움푹 팬 곳**을 찾으면 됩니다.

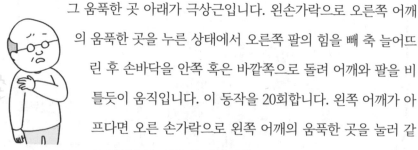

그 움푹한 곳 아래가 극상근입니다. 왼손가락으로 오른쪽 어깨의 움푹한 곳을 누른 상태에서 오른쪽 팔의 힘을 빼 축 늘어뜨린 후 손바닥을 안쪽 혹은 바깥쪽으로 돌려 어깨와 팔을 비틀듯이 움직입니다. 이 동작을 20회합니다. 왼쪽 어깨가 아프다면 오른 손가락으로 왼쪽 어깨의 움푹한 곳을 눌러 같은 방식으로 팔을 움직입니다.

극상근 풀기로 어깨 통증 해소

아픈 쪽 어깨의 **견갑골과 쇄골 사이의 움푹 들어간 곳(극상근)**을 반대편 손으로 누른다. 뒤쪽은 네 손가락으로, 앞쪽은 엄지손가락을 사용한다.

팔은 힘을 빼 편안히 늘어뜨린다.

손바닥을 안쪽 혹은 바깥쪽으로 돌린다.
20회

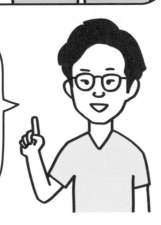

원포인트!

팔은 편안한 상태로

팔이 긴장되어 있으면 극상근이 잘 풀리지 않으므로 최대한 힘을 빼고 편안한 상태로 움직입니다. 팔을 축 늘어뜨리고 손바닥을 돌려줍니다.

팔을 뒤로 돌리면 어깨가 아프다!
견갑골 하부의 근육 풀기

사십견, 오십견 증상에도 있지만 **팔을 뒤로 돌릴 수 없다거나 등 뒤에서 손을 마주 잡으려고 하면 아픈 증상은 '극하근'이 딱딱해지면** 나타납니다.

극하근도 극상근(58쪽)과 마찬가지로 견갑골과 상완골에 걸쳐 붙어 있는 근육으로 팔을 바깥쪽으로 비틀 때 작용하는 근육입니다. 이 근육이 딱딱해져 수축하면 팔의 활동성이 나빠지고 뒤로 돌리기 어려워 통증이 생길 수 있습니다.

스트레칭을 통해 이 근육을 부드럽게 만들면 움직이기 편해집니다.

극하근은 견갑골 바로 밑에 있습니다. 그러므로 등 쪽의 견갑골 아래를 손가락으로 누르고 극상근을 스트레칭할 때와 마찬가지로 팔을 비틀듯이 손바닥을 안쪽 혹은 바깥쪽으로 돌려줍니다. 이 동작을 20회 실시합니다.

오른팔이 뒤로 잘 돌아가지 않을 때 왼손가락으로 오른쪽 어깨의 극하근을 누른 상태에서 팔을 쭉 뻗어 손바닥을 안쪽 혹은 바깥쪽으로 돌리는 동작을 20회 실시합니다.

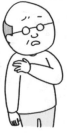

극하근 풀기로
어깨 통증 해소

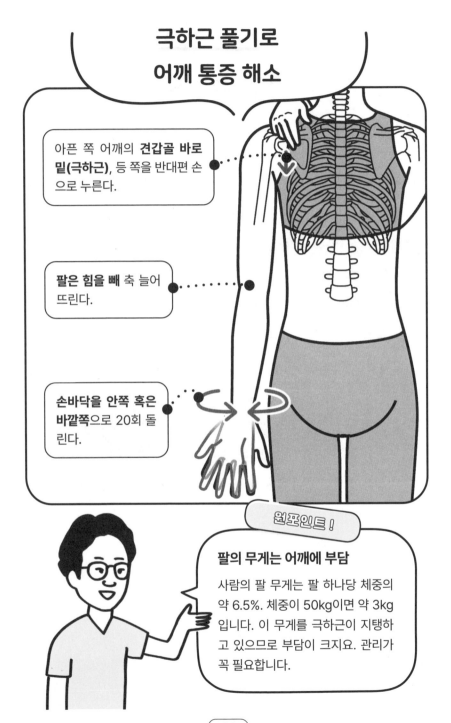

아픈 쪽 어깨의 **견갑골 바로 밑(극하근)**, 등 쪽을 반대편 손으로 누른다.

팔은 힘을 빼 축 늘어뜨린다.

손바닥을 안쪽 혹은 바깥쪽으로 20회 돌린다.

원포인트!

팔의 무게는 어깨에 부담

사람의 팔 무게는 팔 하나당 체중의 약 6.5%. 체중이 50kg이면 약 3kg입니다. 이 무게를 극하근이 지탱하고 있으므로 부담이 크지요. 관리가 꼭 필요합니다.

그래도 여전히 아프다면…
핀 포인트의 통증 해소!

스트레칭으로 통증이 거의 나았지만, 팔을 올리거나 뒤로 손을 맞잡을 때 통증을 느끼는 곳이 있다면 가장 아픈 곳을 찾아 풀어주세요. 이것은 근육을 푼다기보다는 **근막 릴리스**(64쪽 텐도 칼럼1)라고 생각하시면 됩니다.

근육을 충분히 움직이지 못하면 근육을 감싸고 있는 '근막'에 유착이 쌓이기 때문에 이를 해소해야 합니다.

팔을 움직여서 아픈 곳을 찾아보세요.

찾았다면 중지나 검지를 아픈 곳에 가볍게 갖다 댑니다. 그 상태에서 팔의 힘을 빼고 손목을 흔듭니다. 힘을 빼기 어려우면 손목을 앞뒤로 흔들어도 좋습니다. 이 동작을 30초 정도 하면 통증이 누그러들 것입니다.

그 부위의 통증이 편해져도 또 다른 곳에 통증이 생길 수 있습니다. 그때는 다시 통증이 생긴 부위에 손가락을 대고 같은 동작을 하면 됩니다.

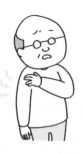

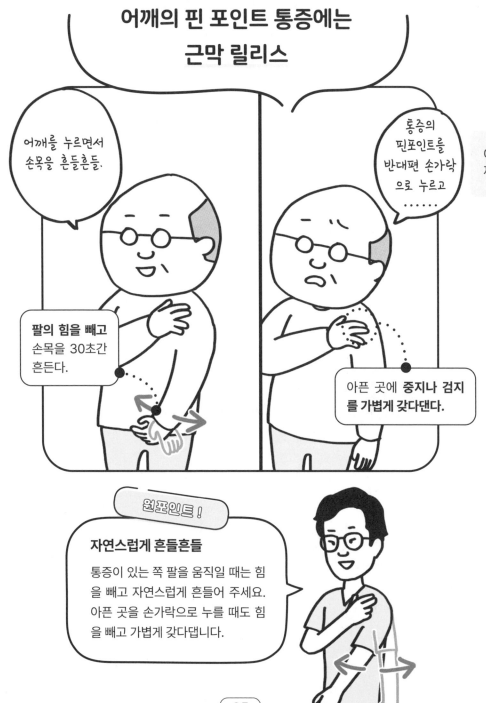

어깨의 핀 포인트 통증에는 근막 릴리스

어깨를 누르면서 손목을 흔들흔들.

통증의 핀포인트를 반대편 손가락으로 누르고 ......

팔의 힘을 빼고 손목을 30초간 흔든다.

아픈 곳에 **중지나 검지**를 가볍게 갖다댄다.

원포인트!

자연스럽게 흔들흔들

통증이 있는 쪽 팔을 움직일 때는 힘을 빼고 자연스럽게 흔들어 주세요. 아픈 곳을 손가락으로 누를 때도 힘을 빼고 가볍게 갖다댑니다.

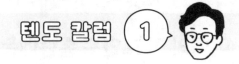

'근막 릴리스'로
근육의 기능을 원활하게

근육은 가는 근섬유 다발로 되어 있습니다. **근섬유를 감싸고 보호하는 얇은 막을 '근막'**이라고 하며 근외막, 근주막, 근내막 세 종류로 나눌 수 있습니다.

근막은 단백질 섬유로 짜여진 거즈 같은 조직으로 부드럽고 신축성이 있습니다. 근막은 근육뿐 아니라 내장과 뼈를 감싸고 있으며 몸 전체에 분포되어 있습니다.

몸을 움직이면 근막도 잘 움직이지만, **장시간 같은 자세나 부자연스러운 자세를 취해 신체 일부에 부담이 가해지면 근막이 꼬이거나 근섬유가 붙어 버리기도 합니다.** 그러면 근막은 신축성을 잃게 되고, 근막이 싸고 있는 근섬유도 원활하게 움직일 수 없게 됩니다.

이것이 통증이나 결림의 원인입니다. 근막 릴리스를 통해 근막의 틀어짐이나 유착을 풀어주면 근육은 원활한 움직임을 회복하여 통증이나 결림이 해소됩니다.

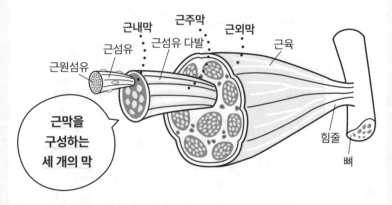

근막을 구성하는 세 개의 막

근내막 / 근주막 / 근외막 / 근섬유 / 근섬유 다발 / 근육 / 근원섬유 / 힘줄 / 뼈

제**3**장

팔꿈치 통증
안쪽인지 바깥쪽인지 체크

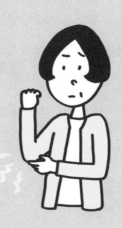

업무나 스포츠로 인한
팔꿈치 관절의 틀어짐이 통증 유발

팔꿈치 통증은 **팔꿈치 관절의 틀어짐이 원인**이라고 할 수 있습니다. 팔꿈치 관절은 왜 틀어질까요? 팔을 비트는 등의 부자연스러운 동작을 오래 지속하는 것이 원인일까요?

사실은 부자연스러운 자세뿐만 아니라 책상에서의 업무, 집안일, 테니스나 골프 같은 스포츠 등 일상 동작에서도 팔꿈치 관절은 틀어집니다.

여기서 잠깐, 전신의 골격과 근육을 그림으로 나타낸 인체도를 떠올려 보세요. 몸이 정면을 향하고 있는 인체도에서는 손바닥도 정면을 향하고 있습니다. 그 자세가 팔꿈치 관절이 틀어지지 않은 상태입니다.

또는 무의식적으로 서 있을 때 엄지손가락이 앞으로 나와 정면을 향하고 있는 자세가 팔꿈치의 틀어짐이 없는 자세라고 할 수 있습니다.

서 있을 때 자연스럽게 손등이 앞을 향하는 사람은 팔꿈치 관절이 틀어져 있다고 할 수 있습니다.

일상생활에서는 팔꿈치 관절이 바깥쪽으로 틀어지기 쉽다

그렇다면 일상생활에서는 손바닥이 어느 쪽을 향하고 있을까요?

책상에서 컴퓨터를 사용할 때나 글을 쓸 때 손바닥은 아래를 향하고 있습니다. 요리를 할 때도 청소나 빨래를 할 때도 손바닥은 아래를 향합니다. 이렇듯 일상적인 집안일을 할 때 손바닥은 거의 아래를 향한 상태라고 할 수 있습니다.

집안일과 업무, 스포츠 등 일상생활을 하다 보면 손바닥이 아래로 향하는 작업이 압도적으로 많습니다. 그것이 팔꿈치 관절의 틀어짐으로 이어집니다. 즉, **부자연스러운 자세를 지속하지 않아도 누구나 팔꿈치에 통증이 생길 수 있다**는 말입니다.

손바닥을 아래로 향했을 때 팔꿈치는 바깥쪽을 향합니다. 그래서 **팔꿈치 통증의 대부분은 바깥쪽에 생기기 쉽습니다.**

하지만 개중에는 팔꿈치 안쪽이 아픈 분도 있을 것입니다. 그것은 골프나 야구처럼 공을 칠 때 팔꿈치 안쪽에 힘이 들어가 큰 부담이 가해지는 스포츠를 하고 있기 때문입니다.

그럼 이제 팔꿈치 통증을 제거하는 스트레칭을 설명하겠습니다.

팔꿈치

해소법은 다음 쪽

손을 안쪽과 바깥쪽으로 틀어 팔꿈치 통증을 확인한다

먼저 팔꿈치 바깥쪽이 아픈지, 안쪽이 아픈지 체크하세요.

어느 쪽 팔꿈치가 아픈지 알고 있다면 그쪽 팔을 앞으로 내밀어 팔꿈치를 편 상태에서 손을 안쪽과 바깥쪽으로 틀어 줍니다. **안쪽으로 틀었을 때 아프면 '바깥쪽'에 통증이, 바깥쪽으로 틀었을 때 아프면 '안쪽'에 통증이** 있는 것입니다.

두 팔꿈치 모두 통증이 있다거나, 팔의 안쪽인지 바깥쪽인지를 모를 때는 양쪽 동시에 이 동작을 수행해 봅니다. 그리고 어느 팔꿈치가 더 아픈지, 팔꿈치의 안쪽 혹은 바깥쪽인지를 다시 체크하세요.

스트레칭은 통증이 있는 쪽만 합니다. 양쪽 모두 스트레칭을 하면 효과가 별로 없습니다. 먼저 통증이 있는 쪽을 확인한 후 스트레칭 하세요.

다만, 염증이 있고 욱신욱신 아프다거나 조금만 구부려도 강한 통증이 느껴질 경우에는 스트레칭을 해도 효과를 얻기 어렵습니다. 병원에서 진찰을 받아보세요.

팔꿈치를 틀어
아픈 쪽 확인

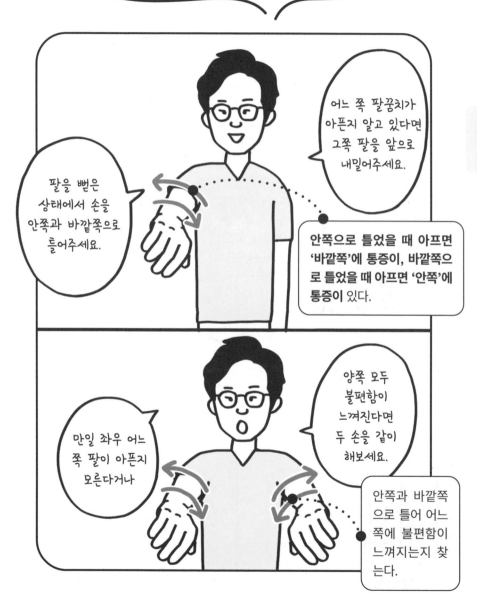

어느 쪽 팔꿈치가 아픈지 알고 있다면 그쪽 팔을 앞으로 내밀어주세요.

팔을 뻗은 상태에서 손을 안쪽과 바깥쪽으로 틀어주세요.

안쪽으로 틀었을 때 아프면 '바깥쪽'에 통증이, 바깥쪽으로 틀었을 때 아프면 '안쪽'에 통증이 있다.

양쪽 모두 불편함이 느껴진다면 두 손을 같이 해보세요.

만일 좌우 어느 쪽 팔이 아픈지 모른다거나

안쪽과 바깥쪽으로 틀어 어느 쪽에 불편함이 느껴지는지 찾는다.

팔꿈치의 안쪽 틀어짐,
바깥이 아픈 경우 케어

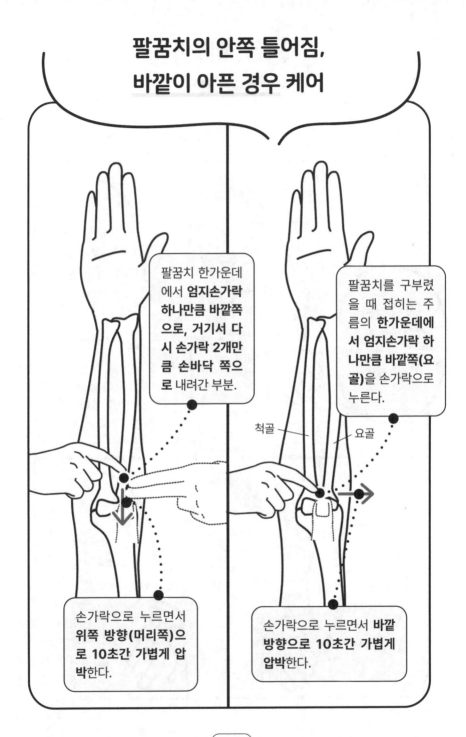

팔꿈치 한가운데에서 **엄지손가락 하나만큼 바깥쪽으로, 거기서 다시 손가락 2개만큼 손바닥 쪽으로 내려간 부분.**

팔꿈치를 구부렸을 때 접히는 주름의 **한가운데에서 엄지손가락 하나만큼 바깥쪽(요골)**을 손가락으로 누른다.

척골

요골

손가락으로 누르면서 **위쪽 방향(머리쪽)으로 10초간 가볍게 압박**한다.

손가락으로 누르면서 **바깥 방향으로 10초간 가볍게 압박**한다.

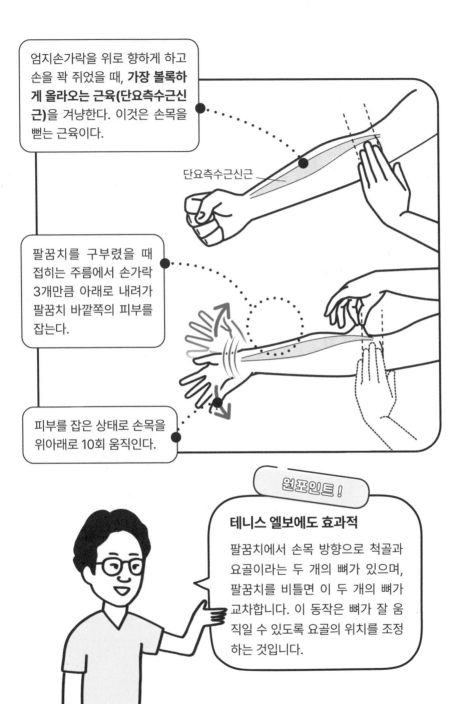

엄지손가락을 위로 향하게 하고 손을 꽉 쥐었을 때, **가장 볼록하게 올라오는 근육(단요측수근신근)**을 겨냥한다. 이것은 손목을 뻗는 근육이다.

단요측수근신근

팔꿈치를 구부렸을 때 접히는 주름에서 손가락 3개만큼 아래로 내려가 팔꿈치 바깥쪽의 피부를 잡는다.

피부를 잡은 상태로 손목을 위아래로 10회 움직인다.

원포인트!

테니스 엘보에도 효과적

팔꿈치에서 손목 방향으로 척골과 요골이라는 두 개의 뼈가 있으며, 팔꿈치를 비틀면 이 두 개의 뼈가 교차합니다. 이 동작은 뼈가 잘 움직일 수 있도록 요골의 위치를 조정하는 것입니다.

팔꿈치의 바깥쪽 틀어짐, 안쪽이 아픈 경우 케어

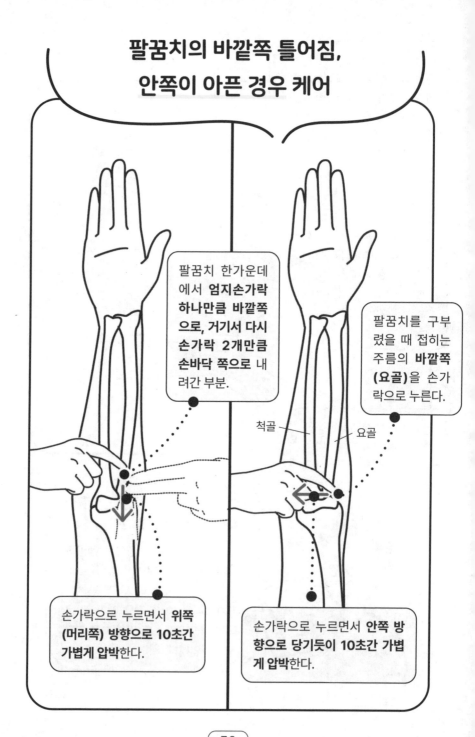

팔꿈치 한가운데에서 **엄지손가락 하나만큼 바깥쪽으로**, 거기서 다시 **손가락 2개만큼 손바닥 쪽으로** 내려간 부분.

팔꿈치를 구부렸을 때 접히는 주름의 **바깥쪽(요골)**을 손가락으로 누른다.

척골

요골

손가락으로 누르면서 **위쪽(머리쪽) 방향으로 10초간 가볍게 압박**한다.

손가락으로 누르면서 **안쪽 방향으로 당기듯이 10초간 가볍게 압박**한다.

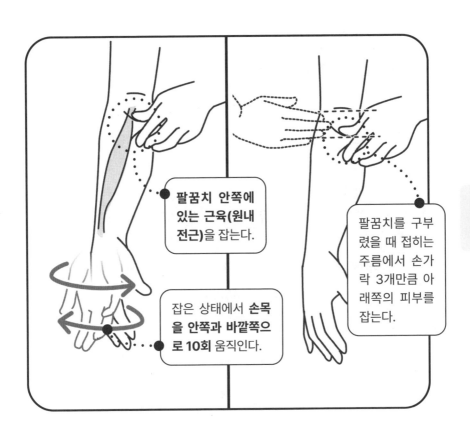

팔꿈치 안쪽에 있는 근육(원내전근)을 잡는다.

잡은 상태에서 **손목을 안쪽과 바깥쪽으로 10회** 움직인다.

팔꿈치를 구부렸을 때 접히는 주름에서 손가락 3개만큼 아래쪽의 피부를 잡는다.

원포인트!

압박은 가볍게 해도 OK

만일 통증이 줄어들지 않는다면 누르는 위치가 조금 잘못되었거나 누를 때 압력이 너무 강해서일 수 있습니다. 가볍게 눌러도 괜찮습니다.

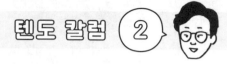
손목이 아플 때는
손목을 붙잡고 바이바이

손목을 움직일 때 아프다면 이렇게 스트레칭해 보세요. 아픈 쪽 손목을 반대편 손으로 가볍게 잡으세요. 손목을 고정시킨 후 **통증이 있는 손을 '바이바이'하듯 좌우로 10회 움직입니다.** 그 상태에서 다시 앞뒤로 10회 움직입니다.

스트레칭 후에 손목을 움직여보면 상당히 가벼워져 있을 것입니다.

팔꿈치에 통증이 있는 사람은 그 말단 부위인 손목도 이렇게 관리해 주는 것이 좋습니다. 말단 부위인 손과 발은 뼈의 개수가 많고 움직임이 복잡하므로 틀어질 가능성이 더 높습니다.

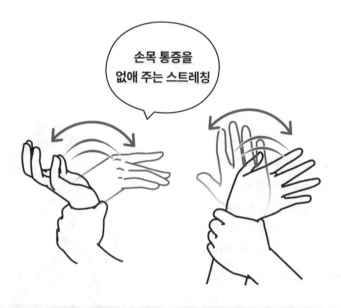

손목 통증을
없애 주는 스트레칭

제 4 장

손가락&기타 통증

방아쇠 수지증후군부터
두통, 턱관절, 만성 전립선염까지

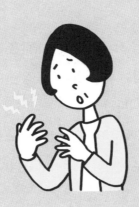

자주 묻는 질문에 답해드립니다

이 책에서는 목, 어깨, 팔꿈치, 손목, 허리, 무릎, 발목 등을 중심으로 전신의 통증을 개선하는 스트레칭을 소개하고 있습니다. 하지만 몸의 통증이 어디 그뿐일까요? 그 밖에도 아픈 부분이 많을 것이라 생각합니다.

오하나 "요통 외에 가끔 손가락이 아플 때가 있어요. 직장에서 컴퓨터와 계산기를 자주 쓰기 때문에 손가락이 아픈 것 같아요. 아들도 스마트폰을 너무 오래 해서 엄지손가락이 아프다고 한 적이 있었어요. 혹시 그런 적 있으신가요?"

스마트폰을 조작하느라 장시간 엄지손가락을 계속 사용하면 건초염에 걸릴 수 있습니다. 건초염이 아니더라도 중장년 여성에게 손가락 통증은 꽤 많이 나타나는 증상입니다.

건초염이나 손가락 통증에 효과가 있는 간단한 스트레칭이 있습니다. 통증이 없더라도 스트레칭으로 예방하는 것이 좋습니다.

노력한 "저는 사실 치질 통증으로 고생하고 있는데요, 스트레칭으로 통증을 줄일 수 있을까요?"

치질 통증에 효과가 있는 혈이 머리에 있습니다. 그 혈을 누르면 통증이 완화됩니다. 두통과 탈모에도 효과적입니다.

 오하나 "저와 딸은 일이 바빠서 스트레스를 받으면 관자놀이가 욱신거려요. 통증을 완화시킬 스트레칭이 있을까요?"

그럴 때는 두개골 스트레칭이 효과적입니다. 관자놀이나 이마를 손가락으로 가볍게 누르기만 하면 되니 꼭 해보세요.

그 밖에도 턱관절이나 만성 전립선염 통증으로 고생하는 분도 많습니다. 만성 전립선염은 하복부에 통증이나 불쾌감이 느껴지며 쉽게 낫지 않는 병입니다.

이런 다양한 통증을 해소할 수 있는 스트레칭을 소개해 드리겠습니다.

해소법은 다음 쪽

손가락 통증을 해소하는
초간단 스트레칭

간단히 말해서 손가락을 비트는 스트레칭입니다. 아픈 쪽 엄지손가락부터 틀어주세요. 엄지손가락은 '안쪽 = 손바닥쪽'으로 틀어 줍니다. 이어서 검지는 '바깥 = 손등쪽'으로 틀어주세요. 그리고 중지, 약지, 새끼손가락 순으로 틀어줍니다.

엄지손가락과 다른 4개의 검지, 중지, 약지, 새끼손가락은 비트는 방향이 다릅니다. 이 점에 유의하여 순서대로 힘껏 돌려서 틀어줍니다. 통증이 있는 손가락은 더 열심히 틀어주세요. 한 손가락에 10초 정도 틀어주세요.

초간단 스트레칭이므로 직장에서도, 외출해서도, 집에서도, 어디서나 장소를 가리지 않고 할 수 있습니다. **타이밍은 손이 피곤할 때나 손가락이 조금 아플 때입니다.**

이 스트레칭을 하고 나면 손가락이 잘 움직여지고 통증도 완화될 것입니다. 간단하지만 효과를 기대할 수 있는 스트레칭입니다.

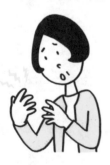

간단하지만 효과 좋은
초간단 손가락 스트레칭

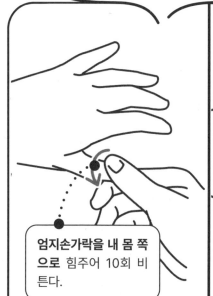

검지에서 새끼손가락까지 **4개**의 손가락은 바깥쪽으로 힘주어 **10회** 비튼다.

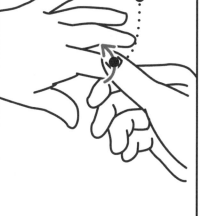

엄지손가락을 내 몸 쪽 **으로** 힘주어 10회 비튼다.

반대편 손의 엄지 손가락도 내 몸 쪽 으로 힘주어 10회 비튼다.

반대편 손의 **검지**에서 **새끼손가락까지 4개**의 **손가락**은 **바깥쪽으로** 힘주어 **10회** 비튼다.

건초염과 방아쇠 수지의
간단 셀프 케어

건초염은 주로 손목과 손가락에 발병하는 증상입니다. 뼈와 근육을 연결하는 힘줄은 '건초'라는 조직에 둘러싸여 있습니다.

손가락과 손목을 움직이는 힘줄은 건초 안에서 움직이는데, 손가락이나 손목을 혹사하면 힘줄과 건초 사이에 마찰이 일어나 힘줄이 부드럽게 움직이지 않으며, 붓거나 손가락 관절과 손목에 통증이 생기기도 합니다.

방아쇠 수지는 손가락에 생기는 건초염입니다. 손을 쥐었다 펴면 그 손가락만 잘 펴지지 않고 '딸깍'하는 소리가 나면서 마치 방아쇠를 당기는 것처럼 손가락이 튕기듯 펴지기 때문에 방아쇠 수지라고 합니다.

건초염 스트레칭은 아픈 손가락의 관절 위 피부를 손가락으로 집어 올립니다. 그 상태에서 손가락을 굽혔다 펴기를 10회 합니다. 방아쇠 수지도 마찬가지입니다. 잡고 있던 손가락을 도중에 놓치면 다시 집습니다.

건초는 손바닥 쪽에 있으므로 건초 자체를 스트레칭할 수는 없습니다. 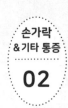**손등 쪽의 아픈 손가락 관절의 피부를 잡아당기면 관절의 움직임이 부드러워져 힘줄이 잘 움직여지는 효과가** 있습니다.

건초염과 방아쇠 수지의 통증 해소

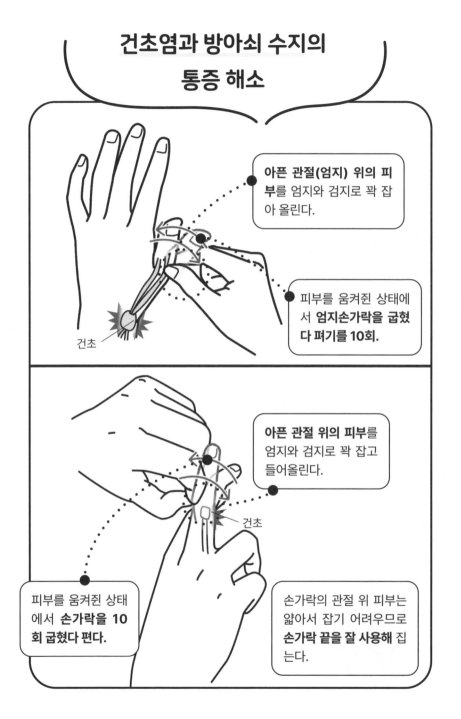

아픈 관절(엄지) 위의 피부를 엄지와 검지로 꽉 잡아 올린다.

건초

피부를 움켜쥔 상태에서 **엄지손가락을 굽혔다 펴기를 10회.**

아픈 관절 위의 피부를 엄지와 검지로 꽉 잡고 들어올린다.

건초

피부를 움켜쥔 상태에서 **손가락을 10회 굽혔다 편다.**

손가락의 관절 위 피부는 얇아서 잡기 어려우므로 **손가락 끝을 잘 사용해** 집는다.

근육을 이완시켜 긴장을 풀고
관자놀이 통증 해소

관자놀이의 통증을 해소하기 위해서는 **먼저 두개골의 중심에 위치한 '나비뼈'를 스트레칭**합니다. 정면에서 보면 나비가 날개를 펼친 모양을 닮았다고 해서 이런 이름이 붙여졌습니다.

좌우의 관자놀이를 눌러 스트레칭하는데, 관자놀이 근처에 조금 움푹 팬 곳이 있을 것입니다. 그곳을 검지와 중지로 가볍게 누른 후 위쪽 사선 방향으로 세게 밀어올립니다. 30초 동안 이 상태를 유지하세요.

이어서 '전두골'을 누릅니다. 전두골은 눈 위에서 전두부까지 이어지는 두개골의 일부입니다. 양손의 검지에서 새끼손가락까지 4개의 손가락으로 이마 좌우를 가볍게 누른 후 비스듬히 위로 밀어올립니다. 이 동작도 30초 동안 해주세요.

이 스트레칭은 앉아서도 할 수 있으므로 직장에서 통증이 생겼을 때 바로 해 볼 수 있습니다. 피부 아래의 근육을 이완시키고 나비뼈를 맞춰 긴장을 풀어줍니다. 욱신욱신하던 통증이 한결 편안해질 것입니다.

나비뼈와 전두골을 맞춰 긴장 해소

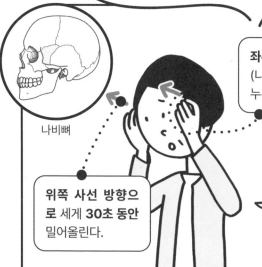

좌우 관자놀이의 약간 움푹 팬 부위 (나비뼈)를 검지와 중지로 가볍게 누른다.

나비뼈

위쪽 사선 방향으로 세게 **30초 동안** 밀어올린다.

두통이 시작됐군. 관자놀이가 지끈거려.

손가락 &기타

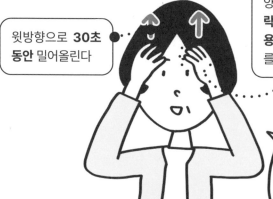

양손의 **검지에서 새끼손가락까지 4개의 손가락을** 이용해 이마의 좌우(전두골)를 가볍게 누른다.

윗방향으로 **30초 동안 밀어올린다**

머리의 긴장이 풀리는 거 같아.

턱관절 통증은
외측 익돌근을 이완시켜 해소

턱관절 통증이 있다면 외측 익돌근을 풀어줍니다.

스트레칭을 하기 전에 **반드시 경추를 교정하는 목 셀프 케어(34쪽)를 해주세요**. 목뼈 제일 위에 있는 제1경추가 틀어져 있으면 턱관절에도 통증이 생깁니다. 그러므로 우선 제1경추를 교정한 후에 외측 익돌근을 풀어줍니다.

외측 익돌근은 귀 앞에 위치한 광대뼈 아래에 있습니다. 귀 바로 앞에 있는 약간 움푹 팬 곳을 손가락으로 둥글게 비빈다는 느낌으로 마사지하여 외측 익돌근을 충분히 이완시킵니다. 그러면 턱의 통증이 개선되고 입도 편하게 벌릴 수 있게 됩니다.

턱 근육을 이완시키면 일자목으로 인한 목 결림과 두통 등도 편해집니다. **외측 익돌근이 단단하고 그 주변에 통증이 있는 사람은 목이나 어깨의 상태도 좋지 않은 경우가 많습니다.** 경추 교정과 외측 익돌근을 이완시키는 스트레칭을 함께 하면 효과적입니다.

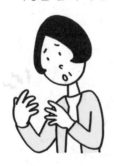

외측 익돌근을 이완시켜
턱의 긴장 해소

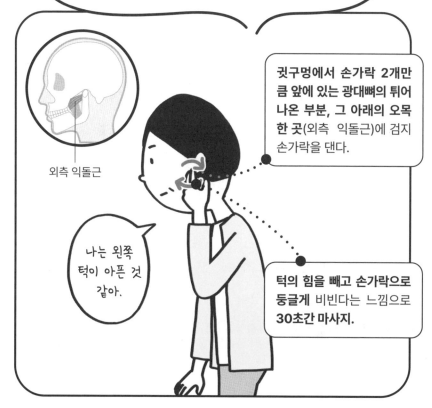

외측 익돌근

귓구멍에서 손가락 **2개만큼 앞에 있는 광대뼈의 튀어나온 부분, 그 아래의 오목한 곳**(외측 익돌근)에 검지 손가락을 댄다.

나는 왼쪽 턱이 아픈 것 같아.

턱의 힘을 빼고 손가락으로 둥글게 비빈다는 느낌으로 **30초간 마사지.**

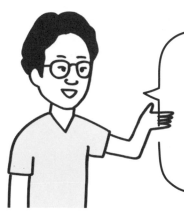

원포인트 !

턱관절 통증의 원인은?

이를 갈거나 이를 악무는 버릇, 새우등이나 턱 괴기와 같은 자세, 스트레스로 인한 턱 근육의 긴장 등과 관련이 있습니다. 이 마사지로 근육을 풀어보세요.

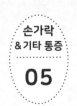

치질 통증과 탈모에
탁월한 효과가 있는 혈자리

'**백 개의 혈자리가 만난다**'는 뜻을 가진 '**백회**'라는 혈자리가 있습니다. **몸 전체의 다양한 혈자리가 모여 있어** 이곳을 누르면 다양한 증상에 효과를 볼 수 있습니다.

백회는 양쪽 귀 끝에서 정수리 쪽을 향해 손가락으로 더듬어 가면 꼭대기의 약간 움푹 들어간 곳에 위치해 있습니다. 이곳을 자극합니다.

허리를 쭉 펴고 앉아 **백회를 검지와 중지 손가락으로 꾹꾹 누르는데, 이때 누르는 방향은 항문 쪽을 향합니다.**

등을 웅크리고 있으면 자극이 잘 전달되지 않으므로 등을 바르게 펴도록 합니다. 아래를 향해 1분 정도 계속 누르면 치질의 통증이 조금씩 가라앉습니다.

치질 통증 외에도 무언가에 지나치게 집중하여 상열감이 들 때도 백회를 자극하면 상열감이 가라앉고 마음이 진정됩니다.

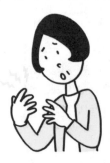

머리에 있는 만능 혈자리
'백회'를 자극한다

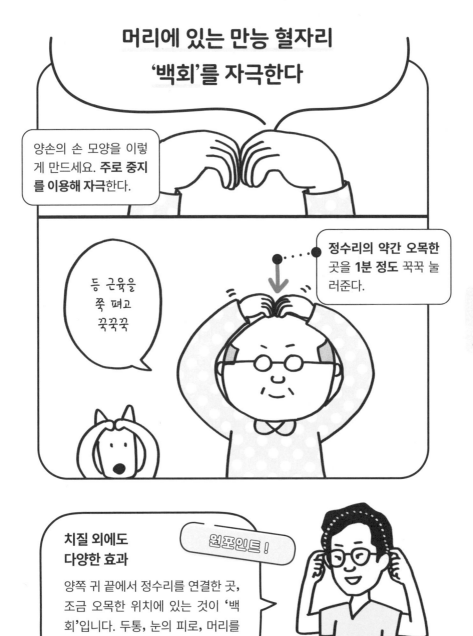

양손의 손 모양을 이렇게 만드세요. **주로 중지를 이용해 자극**한다.

등 근육을
쭉 펴고
꾹꾹꾹

정수리의 약간 오목한 곳을 **1분 정도** 꾹꾹 눌러준다.

치질 외에도 다양한 효과

원포인트!

양쪽 귀 끝에서 정수리를 연결한 곳, 조금 오목한 위치에 있는 것이 '백회'입니다. 두통, 눈의 피로, 머리를 맑게 하고 싶을 때도 효과적입니다.

만성 전립선염 증상 개선하려면 엉덩이 근육 먼저 이완시킨다

전립선 주변의 통증이나 불쾌감으로 고민하는 경우를 자주 봅니다. 이 경우 **엉덩이 근육의 경직과 전립선의 경직이라는 두 가지** 원인을 생각할 수 있습니다.

먼저 엉덩이 근육을 풀어줍니다. '이상근'이라는 엉덩이 근육에는 척수에서 전립선까지 음부신경이 뻗어 있는데, 이상근이 딱딱해지면 음부신경을 압박합니다. 그러면 만성 전립선염 통증이나 불쾌감이 생길 수 있습니다.

우선 쿠션이나 베개, 수건 등을 준비하고 한쪽 발을 쿠션 등의 깔개 위에 올립니다. 이때 다리는 일직선 보다 조금 안쪽으로 뻗습니다. 그리고 **등을 대고 누운 상태에서 발가락 끝을 안쪽으로 비틀고, 다 비튼 후 완전히 힘을 뺍니다.** 그러면 발끝은 비틀기 전 위치로 돌아갈 거예요. 이 동작을 10회 반복합니다.

다른 쪽 발도 같은 방법으로 10회 실시합니다. 이렇게 하면 엉덩이의 양쪽 근육이 이완됩니다.

일주일 동안 매일 아침저녁으로 이 스트레칭을 하고 증상의 변화를 체크해보세요. 증상이 개선되었다면 엉덩이 근육이 통증의 원인이라 할 수 있으므로 지속적으로 스트레칭 하세요.

그러나 **엉덩이 스트레칭을 1주일 정도 계속해도 통증이 개선되지 않는다면 전립선 경직이 원인**입니다. 이때에는 전립선을 이완시키는 마사지를 해 주세요.

누르는 위치는 좌우의 치골 위입니다. 등을 대고 누워서 좌우 치골의 결합부를 찾습니다. 음부에서 조금 올라간 부분입니다.

자세는 등을 대고 누워 **무릎을 구부린 상태에서 치골 바로 윗부분을 내리누릅니다.** 그 상태에서 위아래로 꾹꾹 눌러주세요. 전립선이 굳어있는 사람은 손가락으로 눌렀을 때 딱딱하게 느껴질 것입니다. 전립선이 이미 비대해져 있으면 덩어리가 있는 것처럼 느껴지기도 합니다.

1분에서 3분 정도 누르고 있으면 주변이 조금 따뜻해지는 걸 느낄 수 있어요. 따뜻해진다는 것은 조금 이완되었다는 증거입니다. 거기서 마칩니다. 힘을 주어 눌렀을 때 불편한 느낌이 들면 힘을 빼주세요. 아침저녁으로 일주일 정도 계속해 보세요.

이 마사지를 할 때 방광에 소변이 고여 있으면 화장실에 가고 싶어지므로 화장실을 다녀온 후에 실시합니다.

손
가
락
&기타

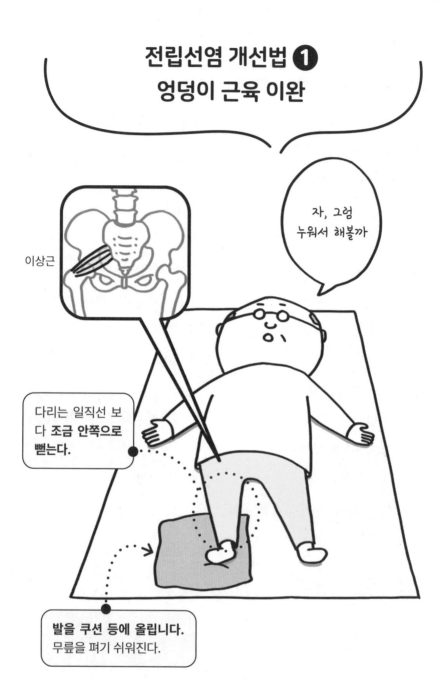

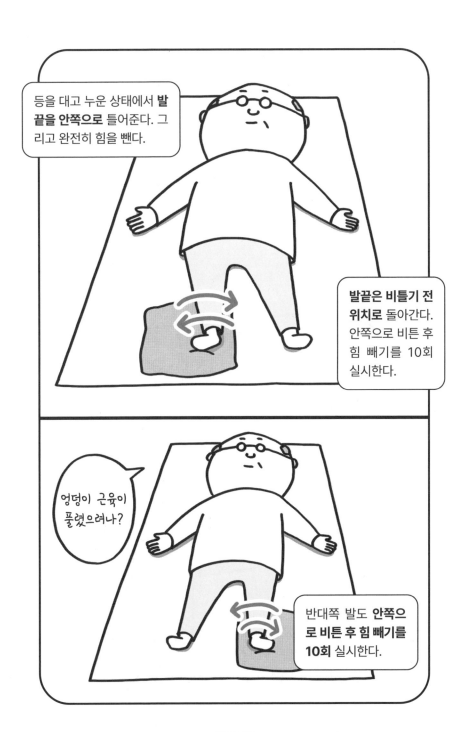

전립선염 개선법 ❷
전립선 경직 이완

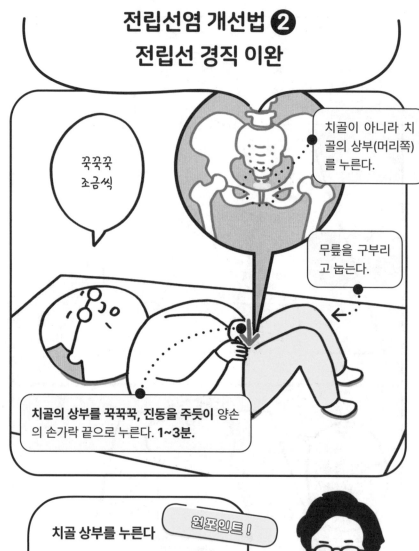

꾹꾹꾹
조금씩

치골이 아니라 치골의 상부(머리쪽)를 누른다.

무릎을 구부리고 눕는다.

치골의 상부를 꾹꾹꾹, 진동을 주듯이 양손의 손가락 끝으로 누른다. 1~3분.

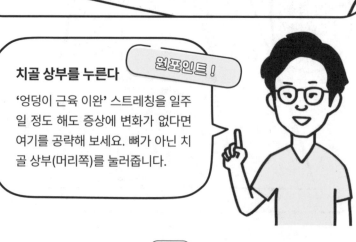

치골 상부를 누른다

원포인트!

'엉덩이 근육 이완' 스트레칭을 일주일 정도 해도 증상에 변화가 없다면 여기를 공략해 보세요. 뼈가 아닌 치골 상부(머리쪽)를 눌러줍니다.

제**5**장

등 통증

**틀어진 흉추를 바로 잡아
통증 해소!**

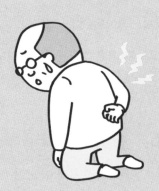

흉추가 틀어지면 추간판에 부담을 주어 등 통증이 생긴다

흉추는 척추의 일부로 12개의 뼈로 이루어져 있으며 갈비뼈와 연결되어 있습니다.

등 통증의 원인은 대부분 흉추가 틀어져 있기 때문입니다.

얼굴을 정면으로 향한 상태에서 상반신을 왼쪽으로 틀면 흉추는 오른쪽으로 틀어집니다. 반대로 오른쪽으로 틀면 왼쪽으로 틀어집니다. 이러한 작은 동작들이 쌓이면 흉추가 틀어지기 쉽습니다.

흉추가 틀어지면 뼈와 뼈 사이에서 쿠션 역할을 하는 '추간판'에 부담이 가해집니다. 그러면 척추에서 갈비뼈를 따라 뻗어 있는 신경을 자극해 통증이 생기는 것입니다.

통증을 해소하기 위해서는 원인이 되는 흉추의 틀어짐을 교정해야합니다. 교정하기 전에 나의 요추가 오른쪽과 왼쪽 중 어느 쪽으로 틀어져 있는지 찾아보세요.

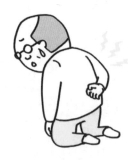

찾는 방법은 간단합니다. 좌우 어느 쪽의 어깨가 앞으로 나와 있는지 체크하세요. 바닥에 앉거나 의자에 앉은 상태에서 가족에게 어느 쪽 어깨가 앞으로 나와 있는지를 위에서 봐달라고 합니다.

또는 **벽에 등을 대고 섰을 때 어느 쪽 어깨가 벽에 잘 붙지 않는지 확인합니다.** 벽에 잘 붙지 않는 쪽이 앞으로 나와 있는 어깨입니다. 양쪽 어깨가 다 벽에 붙지 않는다면 흔히 말하는 '새우등'이라 할 수 있습니다(102쪽 칼럼3 '새우등'을 해소).

팔 비틀기 스트레칭으로 틀어진 흉추를 교정

어느 쪽 어깨가 앞으로 나와 있는지 알았다면 흉추 교정을 해보겠습니다. 오른쪽이 앞으로 나와 있는 경우를 예로 들어 설명하겠습니다.

서서 해도 좋고, 앉아서 해도 좋습니다. 등 근육을 가볍게 펴주세요. 그 상태에서 **오른팔을 몸 앞으로 내밀고 왼손으로 팔꿈치를 끌어안습니다. 어깨의 힘을 빼고 왼쪽으로 몸을 10회 틀어주세요.** 목도 왼쪽으로 돌립니다.

이이서 **왼팔을 앞으로 내밀고 오른손으로 팔꿈치를 끌어안습니다.** 어깨의 힘을 빼고 목과 상반신을 오른쪽으로 10회 틀어주세요. 이 스트레칭을 하면 틀어진 흉추가 교정되어 등의 통증이 완화될 것입니다.

등

팔 비틀기 스트레칭으로 틀어진 흉추 교정

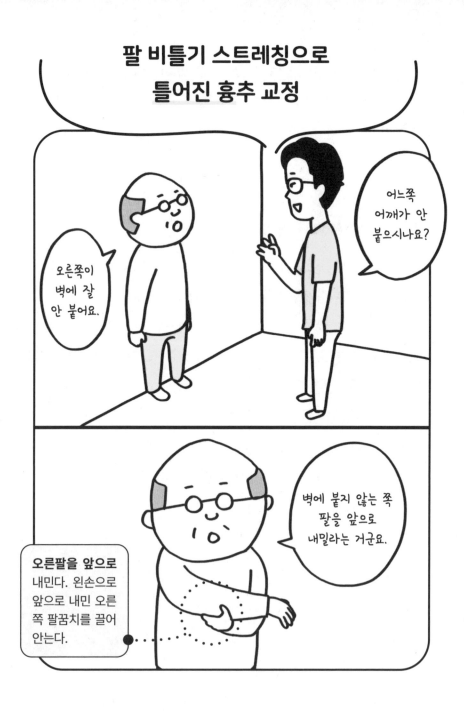

어느쪽 어깨가 안 붙으시나요?

오른쪽이 벽에 잘 안 붙어요.

벽에 붙지 않는 쪽 팔을 앞으로 내밀라는 거군요.

오른팔을 앞으로 내민다. 왼손으로 앞으로 내민 오른쪽 팔꿈치를 끌어 안는다.

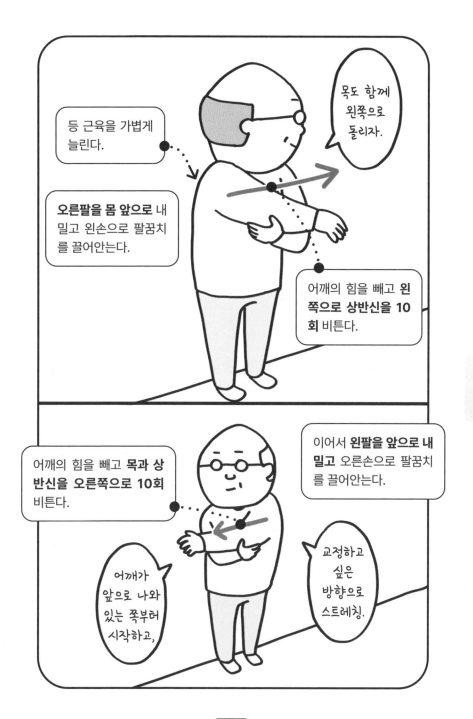

등의 오른쪽 혹은 왼쪽이 아프다!
간과 위의 경직을 해소하자

몸 오른쪽에는 간이 있습니다. 간에 부담을 주면 간이 딱딱해지고 그로 인해 오른쪽 등이 굳는 경우가 있습니다. 또는 왼쪽이 아플 때는 위가 안 좋은지 생각해봐야 합니다.

등의 오른쪽과 왼쪽이 아플 때는 **간과 위의 경직과 긴장을 풀어주는 마사지**를 해보세요.

등을 대고 누워서 양 무릎을 세웁니다. **오른쪽 등이 아프면 오른쪽 갈비뼈의 아랫부분에 손을 넣습니다.** 손가락을 갈비뼈 안쪽으로 집어넣는다는 마음으로 갈비뼈를 따라 등 쪽으로 내려가면서 네 군데를 누릅니다. 갈비뼈 제일 아래에 있는 제11·12 갈비뼈는 '부늑골(浮肋骨)'이라고 해서 가슴뼈와 연결되어 있지 않으므로 아래쪽은 너무 세게 누르지 마세요.

왼쪽 등이 아프면 왼쪽 갈비뼈를 따라 등 쪽으로 네 군데를 누릅니다. 숨을 내쉬면 손이 깊이 들어가니 숨을 천천히 내쉬면서 누르세요.

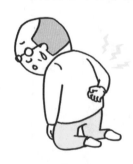

과음해서 숙취가 있을 때 오른쪽 등이 당긴다면 이 마사지를 해보세요. 간의 혈액순환이 원활해져서 무거웠던 몸이 가벼워집니다.

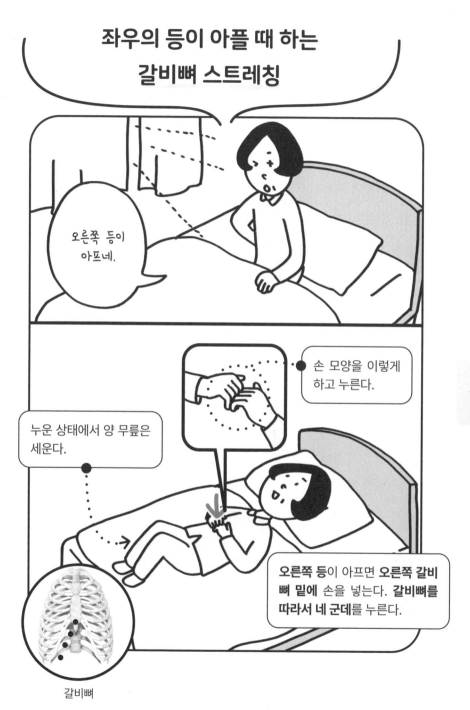

역류성 식도염으로 인한 위통을 해소한다

역류성 식도염은 자세가 좋지 않아 배가 딱딱해지면 증상이 나타나기 쉽습니다. 그러므로 딱딱해진 배를 이완시키도록 합니다.

등을 대고 누워서 양 무릎을 세웁니다. 배의 힘을 빼고, 갈비뼈 밑에서 왼쪽 갈비뼈 쪽으로 손가락 4개 정도 내려간 곳, **명치의 왼쪽을 손가락으로 눌러 아프거나 불쾌감이 있는 곳**을 찾습니다. 아마 그곳이 딱딱해져 있을 것입니다.

찾았다면 **세 손가락으로 약간의 힘을 주어서 원을 그리듯** 마사지해 주세요. 3분 정도 마사지해 딱딱했던 곳이 부드러워지면 조금 전의 통증이나 불쾌감이 조금 덜하고 역류성 식도염 증상도 편해집니다.

역류성 식도염의 원인 중 하나가 '새우등'입니다. 벽에 등을 대고 섰을 때 양어깨가 벽에 붙지 않는다면 새우등이라고 합니다. 가슴에서 어깨까지 이어지는 '소흉근'이 수축되고, 등 쪽의 '승모근'이 바깥쪽으로 너무 느슨해져 있으면 새우등이 됩니다(102쪽 해소 스트레칭).

역류성 식도염으로 인한
위통과 속쓰림에 좋은 마사지

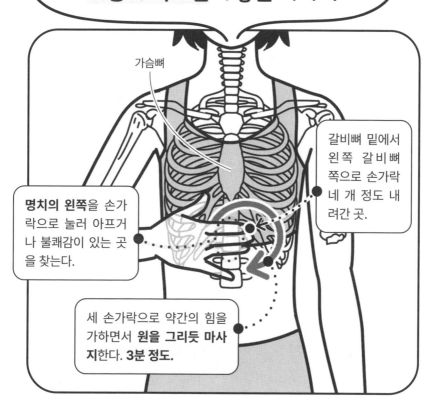

가슴뼈

갈비뼈 밑에서 왼쪽 갈비뼈 쪽으로 손가락 네 개 정도 내려간 곳.

명치의 왼쪽을 손가락으로 눌러 아프거나 불쾌감이 있는 곳을 찾는다.

세 손가락으로 약간의 힘을 가하면서 **원을 그리듯 마사지**한다. **3분 정도.**

등

등을 대고 누워서 할 수 있는 마사지

역류성 식도염은 위와 식도 사이에 있는 '하부 식도 괄약근'의 근력 저하도 원인 중 하나입니다. 여기서는 그 근육을 마사지합니다.

원포인트!

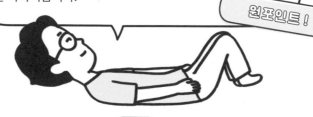

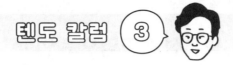

소흉근과 승모근을 풀어 '새우등' 해소!

새우등의 원인은 가슴에서 어깨로 이어지는 '소흉근'이 수축되어 있고, 등 쪽에 붙어 있는 '승모근'이 바깥쪽으로 벌어져 있기 때문입니다.

이때 **소흉근을 이완시키는 스트레칭입니다(❶). 오른쪽 어깨 끝과 가까운 쇄골의 돌출부 아래쪽 피부를** 왼손가락으로, 왼쪽은 오른손가락으로 **비스듬히 아래쪽으로 끌어당긴 상태**에서 팔을 세 번 들어올립니다. 같은 부위를 이번에는 수직으로 아래로 끌어당긴 상태에서 팔을 세 번 들어올립니다. 좌우 쇄골에 이 스트레칭을 합니다.

이어서 승모근을 풀어줍니다(❷). 벽을 등지고 서서 만세를 합니다. 올린 두 손은 벽을 따라 움직이듯 팔꿈치 높이까지 천천히 내린 후 다시 올렸다 내립니다. 이 동작을 20회 반복합니다. 어깨가 당긴다면 5회 정도 실시하고 서서히 횟수를 늘려갑니다.

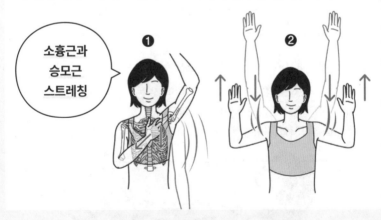

소흉근과 승모근 스트레칭

제**6**장

허리 통증
누워서 1분 스트레칭으로
모든 요통 해소!

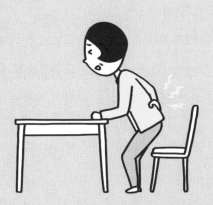

요추가 틀어지면
허리 통증과 저림의 원인이 된다

병원에 가도 쉽게 낫지 않는 요통 환자들이 제가 있는 곳으로 시술을 받으러 옵니다. 시술 전에는 반드시 검사를 하는데, 많은 검사를 통해 **요통을 호소하는 사람은 요추가 틀어져 있다**는 것을 알게되었습니다(15쪽).

요추는 왜 틀어지는 것일까요? 원인은 일상의 자세에 있습니다. 컴퓨터나 스마트폰을 장시간 계속해서 보거나 책상에 앉아 오랫동안 등을 구부린 새우등 자세로 일하면 흉추 11·12번의 움직임이 나빠집니다.

예컨대 상반신을 왼쪽으로 비틀면 하반신은 균형을 잡기 위해 오른쪽으로 틀어집니다. 뒤에서 보면 흉추는 크게 오른쪽으로 틀어지고 요추는 약간 왼쪽으로 틀어져있습니다.

흉추가 요추보다 크게 회전하므로 오른쪽으로 틀어지는 힘이 강해 요추 4번이나 5번으로 그 힘이 쉽게 전달되고, **요추의 일부가 오른쪽으로 틀어지게** 됩니다. 요추가 왼쪽으로 틀어져 있을 때 일부분만 오른쪽으로 틀어지기 때문에 통증과 저림이 생기게 됩니다.

요추가 틀어지는 메커니즘

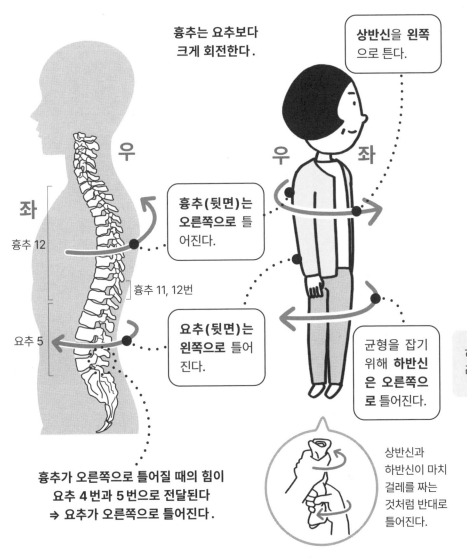

흉추는 요추보다
크게 회전한다.

상반신을 왼쪽
으로 튼다.

우

좌

흉추 12

우

좌

흉추(뒷면)는
오른쪽으로 틀
어진다.

흉추 11, 12번

요추 5

요추(뒷면)는
왼쪽으로 틀어
진다.

균형을 잡기
위해 **하반신**
은 오른쪽으
로 틀어진다.

흉추가 오른쪽으로 틀어질 때의 힘이
요추 4번과 5번으로 전달된다
⇒ 요추가 오른쪽으로 틀어진다.

상반신과
하반신이 마치
걸레를 짜는
것처럼 반대로
틀어진다.

허
리

해소법은 다음 쪽

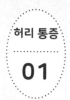
틀어진 요추 교정!
누워서도 앉아서도 스트레칭

통증을 개선하거나 예방하기 위해서는 틀어진 요추를 원래대로 되돌리는 것이 중요합니다.

앞에서 전신의 균형을 잡아주는 스트레칭으로, 바닥이나 의자에 앉았을 때 오른쪽과 왼쪽 무릎 중 어느 쪽의 길이가 짧은지 알아보는 방법(20쪽)을 설명하였습니다.

왼쪽 무릎까지의 길이가 짧다면 요추가 왼쪽으로 틀어진 것으로, 왼쪽 골반이 뒤에 있게 됩니다. **오른쪽 무릎까지의 길이가 짧다면 요추가 오른쪽으로 틀어진 것으로,** 오른쪽 골반이 뒤에 있게 됩니다.

누워서 체크하는 방법도 있습니다. 몸 전체가 반듯하게 되도록 누워 양무릎을 붙여 세웁니다. 어느 쪽 무릎이 짧은지 보세요. 무릎이 짧은 쪽 골반이 뒤에 있을 것입니다.

무릎의 길이를 잘 모르겠다면 양 무릎을 좌우로 넘겨 어느 쪽에 통증이 나타나는지 체크하세요. 오른쪽으로 넘겼을 때 왼쪽에 통증이 생기면 요추가 오른쪽으로 틀어진 것이고, 왼쪽으로 넘겼을 때 오른쪽에 통증이 생긴다면 요추가 왼쪽으로 틀어진 것입니다.

누워서 & 앉아서 스트레칭

스트레칭은 누워서 요추가 틀어져 있는 쪽부터 시작합니다. 오른쪽이 틀어져 있으면 오른쪽부터, 왼쪽이 틀어져 있으면 왼쪽부터 합니다.

등을 대고 누워서 양 무릎을 세웁니다. 틀어져 있는 쪽 무릎(들어가 있는 쪽 무릎)부터 틀어진 방향으로 5초간 넘깁니다. 무릎을 원위치로 돌린 후 이번에는 반대 방향으로 30초간 넘깁니다. 이렇게 하면 무릎의 높이가 같아집니다.

예컨대 요추가 왼쪽으로 틀어졌다면 양 무릎을 모아 왼쪽으로 5초간 넘긴 다음 무릎을 원위치로 돌려 오른쪽으로 30초간 넘깁니다.

의자에 앉아 교정하는 방법도 있습니다(110쪽). 정면을 보고 의자에 깊숙이 앉습니다. 우선, 무릎이 안으로 들어간 쪽 다리를 아래쪽에 두고 다리를 꼽니다. 위에 있는 무릎을 양손으로 감싸고 발끝 방향으로 10회 흔듭니다.

다리를 원위치로 돌린 후 반대쪽 다리를 위로 올려 다리를 꼬고 무릎 위에 손을 얹어 감싼 뒤 이번에는 20회 흔듭니다. 그 후 무릎의 길이를 확인해 보면 좌우가 가지런해져 있을 것입니다.

허
리

왼쪽으로 틀어진
요추 개선 스트레칭

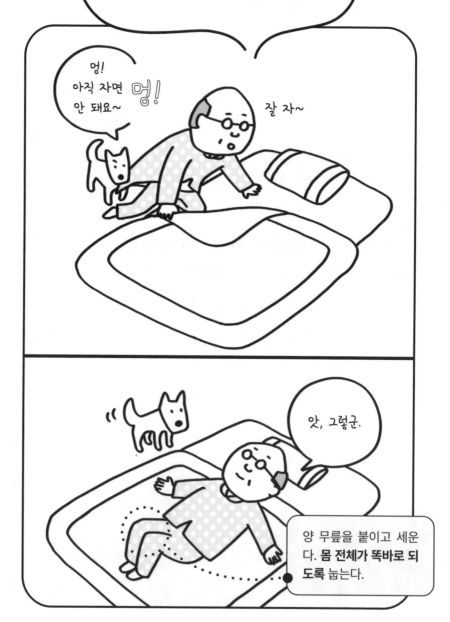

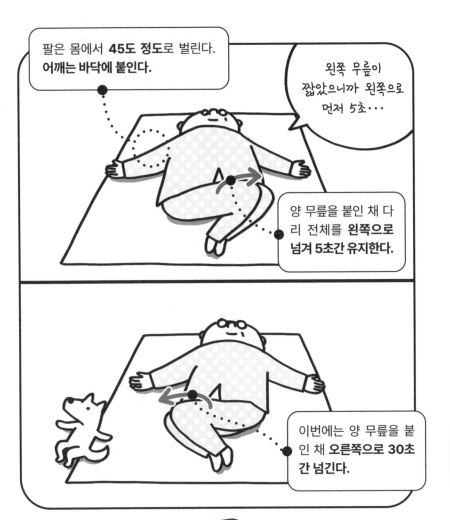

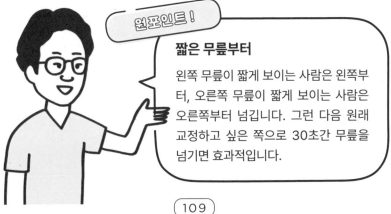

짧은 무릎부터

왼쪽 무릎이 짧게 보이는 사람은 왼쪽부터, 오른쪽 무릎이 짧게 보이는 사람은 오른쪽부터 넘깁니다. 그런 다음 원래 교정하고 싶은 쪽으로 30초간 무릎을 넘기면 효과적입니다.

골반과 요추의 위치를 교정하는 '엉덩이 흔들기'

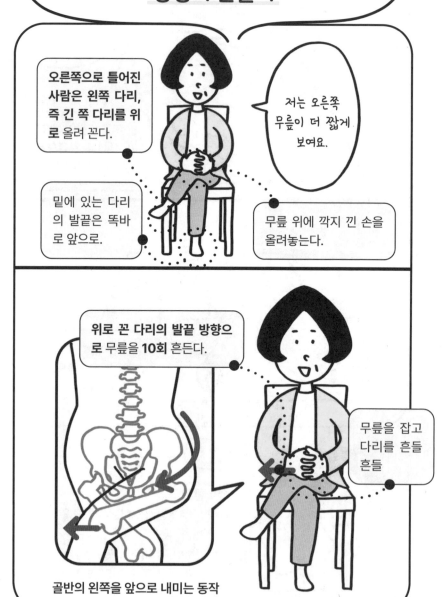

오른쪽으로 틀어진 사람은 왼쪽 다리, 즉 긴 쪽 다리를 위로 올려 꼰다.

저는 오른쪽 무릎이 더 짧게 보여요.

밑에 있는 다리의 발끝은 똑바로 앞으로.

무릎 위에 깍지 낀 손을 올려놓는다.

위로 꼰 다리의 발끝 방향으로 무릎을 10회 흔든다.

무릎을 잡고 다리를 흔들 흔들

골반의 왼쪽을 앞으로 내미는 동작

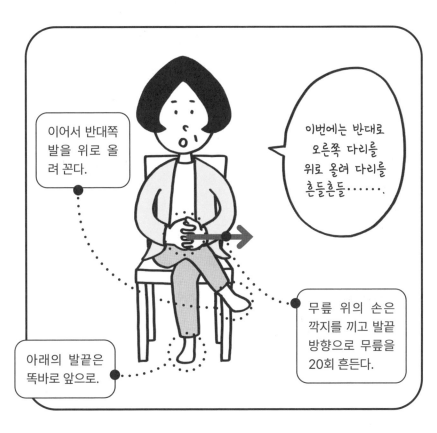

이어서 반대쪽 발을 위로 올려 꼰다.

이번에는 반대로 오른쪽 다리를 위로 올려 다리를 흔들흔들……

무릎 위의 손은 깍지를 끼고 발끝 방향으로 무릎을 20회 흔든다.

아래의 발끝은 똑바로 앞으로.

원포인트!

나쁜 자세 → 교정하는 자세로

'오른쪽이 틀어지면 오른쪽 무릎이 뒤에', '왼쪽이 틀어지면 왼쪽 무릎이 뒤에' 있습니다. 오른쪽이 틀어진 사람은 오른쪽 골반과 무릎이 뒤에 있으므로 최종적으로 오른쪽 골반을 앞으로 내미는 교정을 합니다.

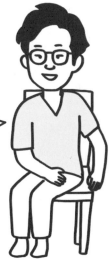

오래 서 있거나, 걷거나,
몸을 젖히면 아프다! 후굴 요통

장시간 서 있거나 걷거나 허리를 뒤로 젖혔을 때 아픈 것은 요추에서 고관절로 이어지는 '대요근'이 딱딱하게 수축되어 있기 때문입니다. 이 근육이 굳으면 걸을 때 고관절이 뒤로 잘 당겨지지 않아 통증이나 불편함이 생깁니다.

또한 요추 전만(前彎)의 원인이 되기도 합니다. 사람이 서거나 걸을 때 머리의 위치는 몸과 일직선이 되어 이동하려고 합니다.

그런데 **고관절이 늘어나지 않으면 허리를 무리하게 젖혀 머리를 위로 들게 되고, 그 결과 요추 전만이 되는 것입니다.** 서 있을 때도 고관절이 뒤로 당겨진 **상태이기 때문에 요추 전만**이 되어 갑니다.

요추 전만이 되면 대요근이 긴장해 요추에 부담이 되고 요추분리증·요추미끄럼증·허리척추관협착증 등의 근본 원인이 되기도 합니다.

또 아랫배가 튀어나오거나 오리 궁둥이가 되기도 하고, 허벅지 앞 근육을 과도하게 사용하여 하체에 살이 찌기도 합니다.

누워서 다리를 굽혔다 폈다 하는 '대요근 풀기'

통증을 완화하고 요추 전만을 예방하기 위해 대요근을 이완시켜 주세요.
양 무릎을 세우고 눕습니다. **배꼽과 골반 앞의 돌출부를 연결해 그 한가운데를
양손 손가락으로 눌러줍니다. 손가락으로 누르고 있는 곳이 대요근입니다.**

한쪽 무릎을 세우고 대요근을 누른 상태에서 누른 쪽 다리를 굽혔다 폅
니다. 이때 다리를 들 필요는 없습니다. 통증이 있는 쪽부터 이 스트레칭을
20회 실시합니다. 이어서 반대쪽을 10회.

양쪽 다 아플 때는 좌우 모두 20회 실시하세요. 통증이나 불편함이 있어
20회까지 하기 힘들다면 10회만 해도 효과가 있습니다.

다리를 굽혔다 폈다 하는 이 스트레칭은 고관절을 움직임과 동시에 배
를 눌러줌으로써 **고관절로 이어지는 대요근도 함께 늘어나 부드러워지는** 효
과가 있습니다.

허
리

후굴 요통에 효과적인 대요근 스트레칭

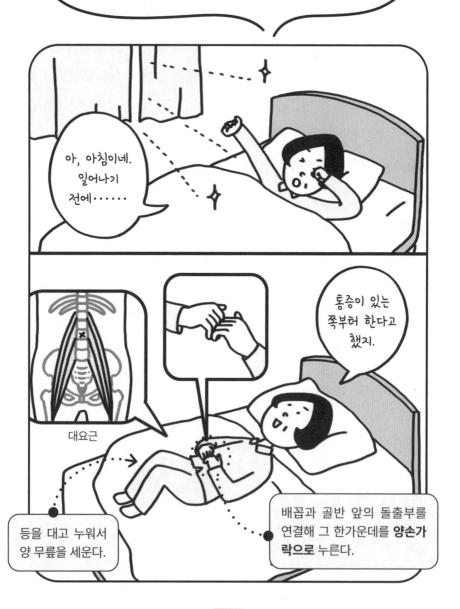

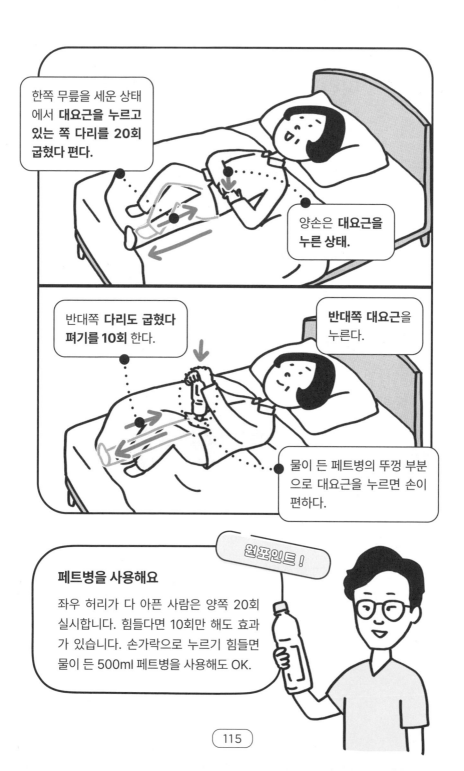

한쪽 무릎을 세운 상태에서 **대요근을 누르고 있는 쪽 다리를 20회 굽혔다 편다.**

양손은 **대요근을 누른 상태.**

반대쪽 **다리도 굽혔다 펴기를 10회** 한다.

반대쪽 대요근을 누른다.

물이 든 페트병의 뚜껑 부분으로 대요근을 누르면 손이 편하다.

원포인트!

페트병을 사용해요

좌우 허리가 다 아픈 사람은 양쪽 20회 실시합니다. 힘들다면 10회만 해도 효과가 있습니다. 손가락으로 누르기 힘들면 물이 든 500ml 페트병을 사용해도 OK.

오래 서 있거나 걸으면
허리가 아픈 사람을 위한 예방책

장시간 서 있거나 걸으면 통증이 생기는 경우도 종종 있습니다. 보행 중이거나 서서 일할 때 누워서 대요근 스트레칭을 하기는 어렵겠죠. 이럴 경우 외출 시에 간단히 할 수 있는 스트레칭을 소개합니다. 이 스트레칭은 예방책도 될 수 있으니 꼭 해보세요.

고관절의 움직임이 나빠지는 요인은 대요근이 수축해 딱딱해지는 것 외에도 '대퇴직근'이라는 허벅지 근육이 딱딱해지는 것과도 관련이 있습니다. 그래서 걷거나 장시간 서 있을 때 통증이 있거나 혹은 통증이 나타나기 전에 **30분에 한 번씩 발목을 잡고 허벅지 앞을 스트레칭**해 주세요.

20초씩 좌우 허벅지를 스트레칭하면 장시간 서 있거나 걷는 것이 조금은 편해집니다. 스트레칭을 할 때 한쪽 손은 반드시 무언가를 붙잡아 넘어지지 않도록 주의하세요.

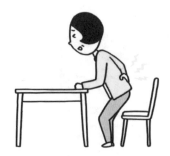

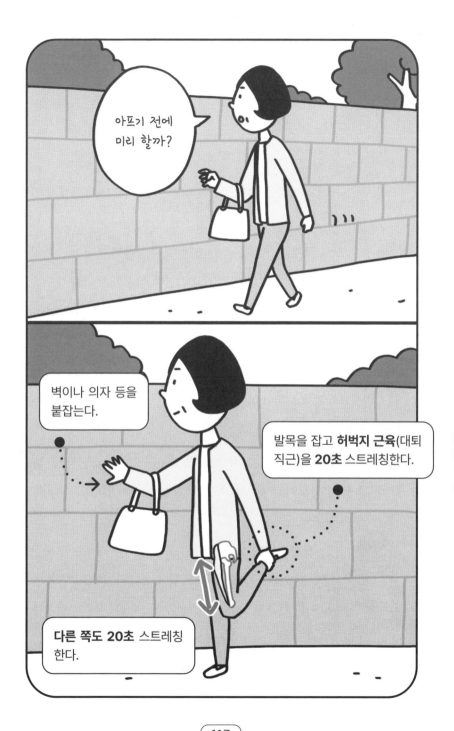

오래 앉아 있거나 앞으로 구부리면 아프다! 전굴 요통

장시간 앉아 있거나 상반신을 앞으로 구부리면 아픈 이유는 추간판에 있습니다.

상반신을 앞으로 구부려 무거운 물건을 들 때 추간판에 부담이 가해지기 쉬운데, 장시간 책상에 앉아 일하는 것도 추간판에 상당한 부담을 줍니다.

부담이 가해지는 대표적인 자세로는 엉거주춤한 자세, 상체를 90도로 세워 앉은 상태를 들 수 있습니다.

앉아 있을 때 허리에 부담이 가해진다는 것이 의외일 수도 있는데, **앉아 있으면 상반신의 무게를 오롯이 허리로 지탱**하게 됩니다. 그러므로 선 자세보다 추간판에 가해지는 부담이 커지게 됩니다.

허리를 구부리고 앉거나 전굴 자세를 취하면 요추와 요추 사이는 앞쪽이 좁아지고 뒤쪽이 넓어집니다. 그러면 추간판 뒤쪽에 압력이 가해져 균열이 생기게 됩니다.

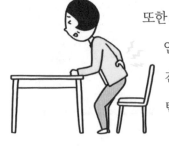

또한 전방이 좁아지기 때문에 최악의 경우에는 추간판 안의 수핵이 뒤쪽으로 튀어나와 '추간판탈출증(추간판 헤르니아)'이 될 수도 있습니다(헤르니아란 라틴어로 '원위치에서 탈출하다'라는 뜻).

추간판에 부담을 줄이고, 전굴 자세를 취하거나 가만히 앉아 있으면 아플 때 통증을 완화하는 셀프 케어를 소개합니다.

우선 수건을 준비합니다. 등을 대고 누워서 한쪽 무릎을 구부리고 수건을 걸어주세요. 수건을 고관절 방향으로 약하게 당기고 무릎은 앞쪽으로 밀어내듯이 가볍게 힘을 줍니다.

이 스트레칭은 허리의 가장 깊은 곳에 있는 다열근이라는 근육을 풀어줌으로써 요추의 앞쪽 커브(전만)를 만들어 추간판 뒤쪽에 대한 부담을 줄여줍니다.

'추간판 탈출증'이란?

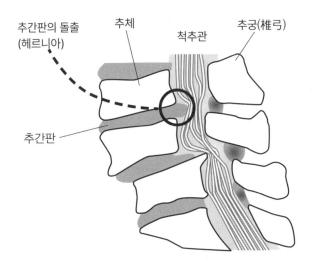

추간판의 돌출
(헤르니아)

추체

척추관

추궁(椎弓)

추간판

요추의 전만 커브를 만드는 수건 스트레칭

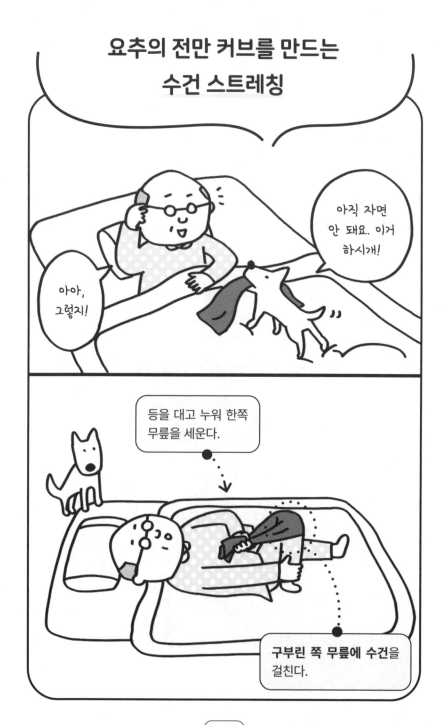

아직 자면 안 돼요. 이거 하시개!

아아, 그렇지!

등을 대고 누워 한쪽 무릎을 세운다.

구부린 쪽 무릎에 수건을 걸친다.

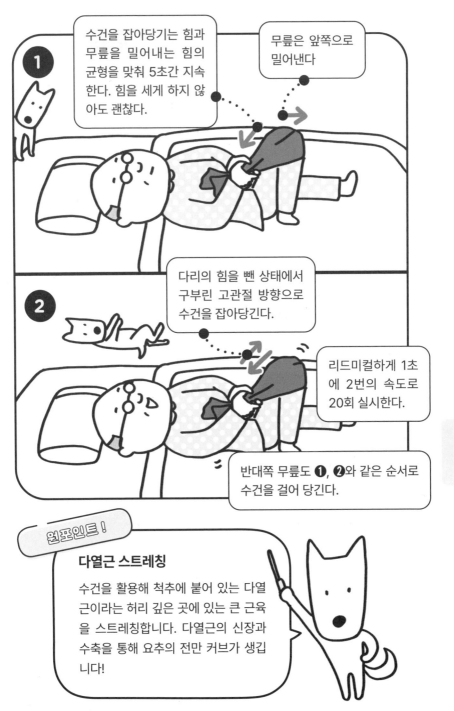

오래 앉아 있거나 엉거주춤한 자세
전굴 요통 예방!

오랫동안 책상에 앉아 일하거나 엉거주춤하거나 구부정한 자세를 취하는 사람은 일상생활에서 항상 허리에 부담을 주게 됩니다. 그러므로 가능하면 **30분에 한 번은 허리를 뒤로 젖히는 스트레칭**을 하는 것이 좋습니다.

먼저 어깨너비 정도로 두 발을 벌립니다. 허리 아래, 엉덩이 위쪽에 두 손바닥을 댄 상태로 허리를 젖힙니다. 손의 두툼한 바닥부분으로 허리와 엉덩이를 앞으로 밀어 배가 나오도록 허리를 뒤로 젖힙니다.

다만, 허리를 젖혀 천장을 바라볼 때 목에 통증이 생기는 사람은 무리하지 말고 가능한 범위 내에서 허리를 젖힙니다.

허리를 젖힌 자세를 5초 동안 유지합니다. 일하는 중이라면 틈틈이 허리 젖히기 스트레칭을 한 후 다시 작업으로 돌아갑니다. 30분에 한 번씩 허리 젖히기를 하면 추간판에 대한 부담을 줄이고 전굴 요통도 예방할 수 있습니다.

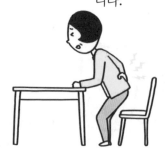

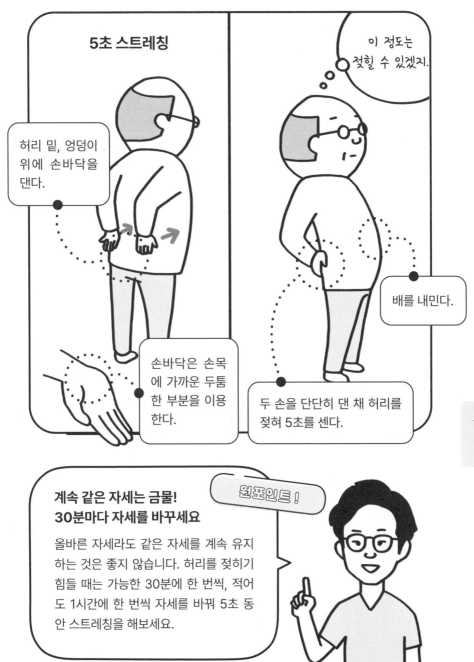

5초 스트레칭

이 정도는 젖힐 수 있겠지.

허리 밑, 엉덩이 위에 손바닥을 댄다.

배를 내민다.

손바닥은 손목에 가까운 두툼한 부분을 이용한다.

두 손을 단단히 댄 채 허리를 젖혀 5초를 센다.

원포인트 !

계속 같은 자세는 금물!
30분마다 자세를 바꾸세요

올바른 자세라도 같은 자세를 계속 유지하는 것은 좋지 않습니다. 허리를 젖히기 힘들 때는 가능한 30분에 한 번씩, 적어도 1시간에 한 번씩 자세를 바꿔 5초 동안 스트레칭을 해보세요.

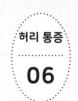
뒤척이거나
몸을 비틀면 아프다!

뒤척이거나 몸의 방향을 바꿀 때 움직임의 기점이 되는 곳이 흉추 11·12번과 갈비뼈를 잇는 '갈비 척추 관절'입니다. **몸을 틀 때 갈비 척추 관절이 움직여 갈비뼈와 흉추의 연동작용을** 돕습니다.

그런데 운동 부족이거나 등을 구부리고 앉는 시간이 길거나 새우등으로 호흡이 얕아지면 갈비 척추 관절의 움직임이 나빠지고, 뒤척이거나 몸을 틀었을 때 허리 부위 관절에 부담이 가해져 통증이 생깁니다.

126쪽에서 소개하는 스트레칭은 갈비뼈에 가벼운 압박을 가해 아래쪽으로 당김으로써 **갈비 척추 관절의 움직임을 부드럽게 만들어 허리 통증 완화**에 도움이 됩니다.

먼저, 등을 대고 누워서 무릎을 세우고 양 무릎을 붙여 오른쪽과 왼쪽으로 넘깁니다(108쪽). 이렇게 넘겼을 때 오른쪽이나 왼쪽 중 어느 쪽 허리에 통증이 있는지 체크해 주세요.

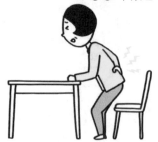

어깨에서 가슴까지 끌어당겨 갈비 척추 관절을 스트레칭

양 무릎을 오른쪽으로 넘겼을 때 왼쪽 허리가 아픈 경우를 예로 들어 스트레칭을 설명하겠습니다.

왼쪽 가슴의 어깨 부근에 오른손을 대고 비스듬히 아래쪽으로 피부를 끌어당겨 가슴 한가운데 바로 앞에서 손을 멈춥니다. 이 상태에서 양 무릎을 오른쪽으로 2초간 넘겼다가 돌아옵니다. 다시 한번 손으로 피부를 당기고 다시 2초간 넘긴 다음 돌아옵니다. 무릎을 넘길 때는 무리하지 말고 넘길 수 있는 데까지만 하면 됩니다.

왼쪽으로 넘겼을 때 오른쪽 허리에 통증이 있는 경우는 오른쪽 어깨에서 가슴 한가운데 바로 앞까지 왼손으로 피부를 끌어당기고 무릎을 왼쪽으로 넘깁니다.

몸을 뒤척이거나 비틀었을 때 통증을 느끼는 사람 중에는 새우등의 영향으로 얕은 호흡을 하는 경우가 많습니다. 그러므로 **아침 점심 저녁 하루 3회에서 5회 정도 깊은 심호흡**을 하세요.

코로 5초 동안 숨을 들이마시면서 배를 부풀리고 10초 동안 서서히 숨을 내쉬면서 배를 등 뒤쪽으로 쏙 당겨 납작하게 만들어 줍니다. 이 동작을 하루에 3회 해주세요. 심호흡을 하면 갈비뼈 주위의 근육이 이완되고 갈비 척추 관절의 움직임이 좋아져 통증을 예방할 수 있습니다.

허
리

몸을 틀었을 때 생기는 요통을 해소!
갈비뼈 압박 스트레칭

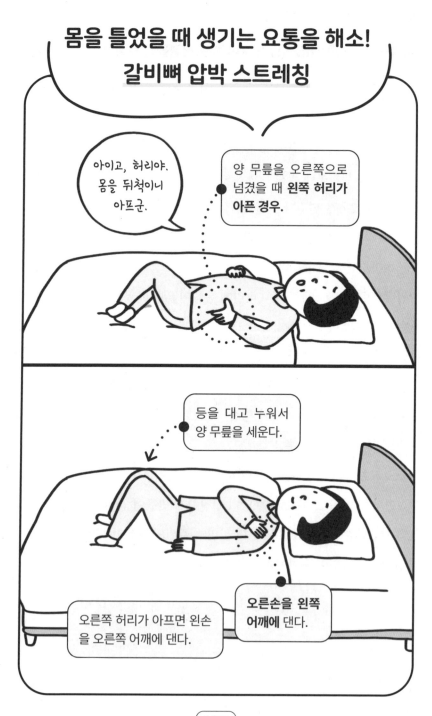

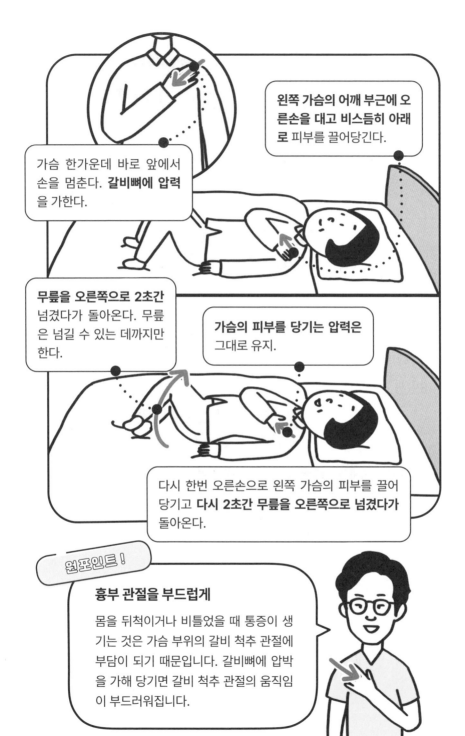

왼쪽 가슴의 어깨 부근에 오른손을 대고 비스듬히 아래로 피부를 끌어당긴다.

가슴 한가운데 바로 앞에서 손을 멈춘다. **갈비뼈에 압력**을 가한다.

무릎을 오른쪽으로 2초간 넘겼다가 돌아온다. 무릎은 넘길 수 있는 데까지만 한다.

가슴의 피부를 당기는 압력은 그대로 유지.

다시 한번 오른손으로 왼쪽 가슴의 피부를 끌어당기고 **다시 2초간 무릎을 오른쪽으로 넘겼다가** 돌아온다.

원포인트!

흉부 관절을 부드럽게

몸을 뒤척이거나 비틀었을 때 통증이 생기는 것은 가슴 부위의 갈비 척추 관절에 부담이 되기 때문입니다. 갈비뼈에 압박을 가해 당기면 갈비 척추 관절의 움직임이 부드러워집니다.

장시간 쪼그리고 앉거나 풀 뽑기를 한 후에 허리가 아프다!

등에서부터 허리까지는 '흉요근막'이라는 막이 있어 등이 굽어지지 않도록 똑바로 지탱하고 있습니다. 이 흉요근막은 엉덩이 근육인 '대둔근'과 팔과 등을 연결하는 '광배근'과도 연결되어 있습니다.

장시간 쪼그리고 앉아 허리를 굽혀 일을 하다보면 등의 근막을 전혀 움직이지 않는 상태가 지속되면서 흉요근막이 당겨져 딱딱해지고 통증이 생길 수 있습니다.

따라서 **딱딱해진 흉요근막을 이완시키는** 스트레칭을 해주어야 합니다.

스트레칭은 앉아서 합니다. **앉은 상태에서 허리의 아래, 엉덩이 위쪽에 두 손바닥을 댑니다.** 손바닥은 손목에 가까운 두툼한 부분을 이용해 **근육이 풀어지도록 아래위로 쓸어주세요.** 피부가 움직이도록 손을 올렸다 내렸다 하는 것이 포인트입니다.

30초 정도 이 스트레칭을 하면 쪼그려 앉는 자세를 하거나 풀 뽑기 후의 요통이 상당히 좋아질 것입니다.

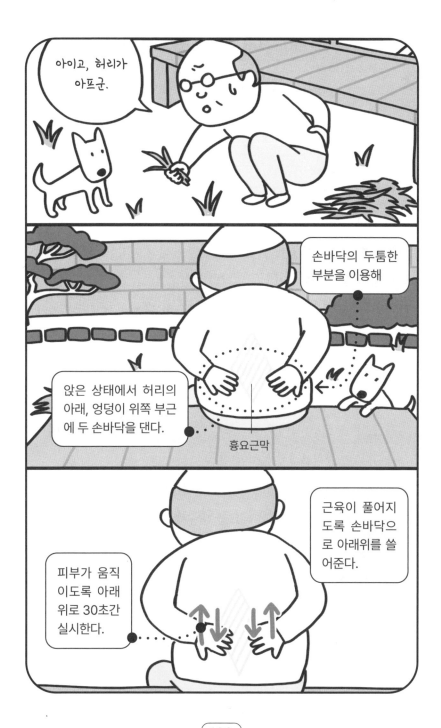

의자에서 일어나거나
앉을 때 아프다!

의자에서 일어나거나 앉을 때 통증이 생기는 것은 '엉치 엉덩 관절(선장관절)'의 인대가 느슨해지면서 불안정해진 것이 원인이라 할 수 있습니다. 엉치 엉덩 관절은 골반에 있는 관절로, 골반의 중심에 위치한 선골과 그 좌우에 있는 장골을 이어주는 역할을 합니다.

엉치 엉덩 관절은 다리와 몸을 연결하는 중요한 관절로 상체의 무게와 걸었을 때의 충격으로부터 관절을 보호하기 위해 단단한 인대로 덮여 있습니다. 이 **엉치 엉덩 관절을 안정시키는 스트레칭**을 하면 통증이 완화됩니다.

먼저 엉덩이 위, 척추 좌우에 골반이 튀어나온 곳을 찾습니다. 그곳을 좌우 엄지손가락으로 꾹 눌러 안쪽으로 압박을 가한 상태에서 일어났다가 다시 앉습니다. 이 동작을 3회 실시합니다.

고관절에서 요추까지 뻗어 있는 '대요근'도 풀어둡니다(114쪽). 고관절을 구부리고 앉아 있으면 대요근이 수축됩니다. 그 상태에서 일어나면 대요근이 잘 늘어나지 않고 요추를 안쪽에서 당겨 통증이 생길 수 있습니다.

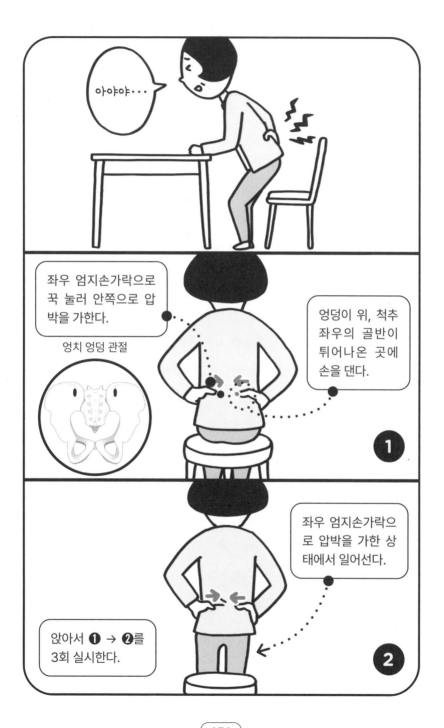

원인 모를 묵직한 허리 전체의
권태감 해소!

신장이 경직되고 피로할 때도 허리 전체가 묵직한 느낌이 듭니다.

신장 안쪽에는 '대요근'이 근막과 연결되어 있고, 대요근 뒤쪽에는 '요방형근'이 있습니다. 신장에 피로가 쌓여 아래로 내려오면 대요근을 당기게 되고 요방형근에도 부담이 가해져 허리 전체에 권태감이 퍼지게 됩니다. 그러므로 이럴 때는 **요방형근을 풀어주는 스트레칭**을 합니다.

등을 대고 누워서 오른발이 몸의 중심에 오도록 뻗습니다. 오른쪽 발목 위에 왼발을 올리고 오른손으로 허벅지 바로 옆에 닿는 곳을 가볍게 톡톡 1~2분 두드립니다.

그러면 요방형근과 신장 주변 근육이 이완되면서 동시에 경직된 신장이 이완됩니다. 근육을 이완시켰는데 신장이 이완되는 이유는 내장이 근육으로 되어 있기 때문입니다.

신장도 근육으로 되어 있습니다. 그러므로 **허벅지를 두드려 자극하면 근막이 이완되면서 근막이 감싸고 있는 근육과 근육으로 연결되어 있는 신장까지 이완**되어 허리 전체의 묵직함이 줄어들게 됩니다.

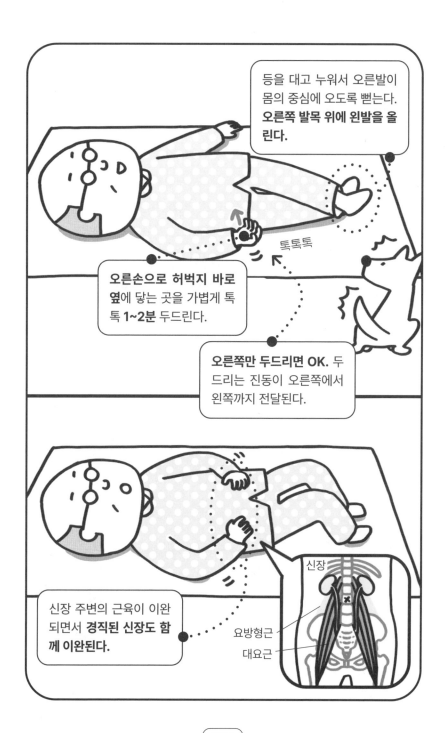

오른쪽 등을 자극해
'생리통'을 줄인다

생리통에 시달리는 여성이 많은 것 같아 옛날부터 전해 내려오는 정체법 중에서 효과적인 셀프 케어를 소개합니다.

바로 **흉추 10번의 오른쪽을 자극하는 방법**입니다.

우선, 등을 대고 누워 무릎을 세웁니다. 그리고 오른손을 주먹 쥔 상태에서 오른쪽 팔꿈치를 70도 정도가 되도록 구부리고 등 쪽으로 넣습니다. 그러면 주먹이 등의 오른쪽, 흉추 10번 근처에 닿습니다.

주먹을 오른쪽 등에 댄 상태에서 양 무릎을 세우고 좌우로 조금씩 움직이면 주먹이 닿은 부위에 자극이 갑니다. 이 동작을 1분 정도 계속하면 생리통이 완화됩니다.

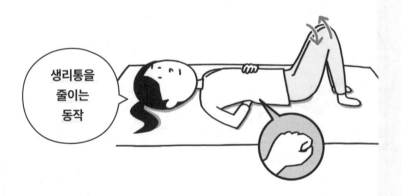

생리통을
줄이는
동작

제7장

고관절 통증

전신의 중심
무릎과 허리에도 큰 영향!

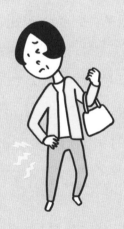

틀어진 대퇴골을 교정하면 변형성 고관절증도 낫는다

고관절은 두 다리가 시작되는 부위에 있어 골반과 대퇴골을 연결하며 체중을 지탱하고 전후좌우로 움직이는 가동 범위가 넓은 관절입니다. 고관절 통증의 큰 원인은 대퇴골이 틀어졌기 때문입니다.

고관절은 골반의 관골구와 대퇴골의 골두를 연결하는 관절입니다. 관골구는 밥그릇 모양의 형태를 띠고 있으며 그 안에 공 모양의 골두가 끼워져 있습니다.

대퇴골이 안쪽으로 틀어지면 골두가 어긋나 관골구에 얕게 끼워지고 가동 범위가 좁아집니다. 이 상태에서 걷거나 쪼그리고 앉아 대퇴골을 계속 움직이다 보면 골두가 관골구와 부딪혀 마찰이 일어나고 통증이 생기게 됩니다. 이 상태가 악화되면 '변형성 고관절증'이라는 질환이 됩니다.

고관절 통증은 틀어진 고관절을 바로잡는 스트레칭을 하면 좋아집니다. 또한 변형성 고관절증의 증상도 낫게 됩니다. 변형성 고관절증은 심해지면 수술을 해야 하니, 그렇게 되기 전에 관리하는 것이 필요합니다.

대퇴골이 틀어지는 원인은 안짱다리로 걷거나 다리를 옆으로 하여 앉는 일상의 동작 때문입니다. 그러므로 스트레칭 후에는 일상에서 그런 자세나 동작을 수정해야 합니다.

또한 대퇴골이 틀어지면서 고관절까지 안쪽으로 틀어지게 되면 골반이 앞으로 기울어져 요추 전만의 원인이 되기도 합니다. 요추 전만이 되면 무릎에도 통증이 생깁니다. 무릎과 허리에 통증을 느끼는 분은 허리와 무릎을 함께 관리하는 것이 좋습니다.

스트레칭은 대퇴골의 틀어짐으로 인해 안쪽으로 틀어진 고관절을 바깥쪽으로 향하게 하는 근육(외선육근)을 자극하여 고관절을 정상적인 상태로 되돌립니다.

대퇴골의 틀어짐이란?

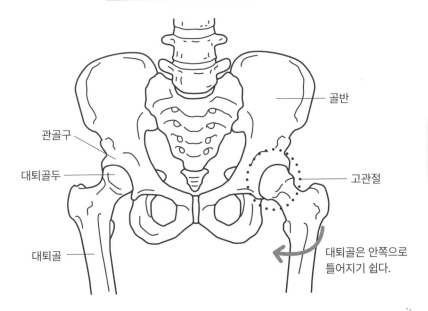

골반

관골구

대퇴골두

고관절

대퇴골

대퇴골은 안쪽으로
틀어지기 쉽다.

해소법은 다음 쪽

고
관
절

고관절이 아플 때
누워서 하는 기본 스트레칭

틀어진 대퇴골을 교정하기 위해 **안쪽으로 틀어진 고관절을 바깥쪽으로 회전시키는 외선육근을 자극하는 '고관절 조이기'**를 실시합니다.

이 근육은 골반과 대퇴골을 잇는 6개의 근육으로, 엉덩이의 대둔근 안쪽에 있는 내근육입니다. 고관절을 안정시킨 상태에서 대퇴골을 바깥쪽으로 회전시키는 동작을 유지하는 역할을 합니다.

그래서 외선육근을 자극하면 안쪽으로 틀어져 있는 대퇴골과 고관절을 원위치로 돌려놓을 수 있습니다.

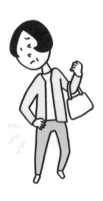

'고관절 조이기'로 골반이 안정되고 요통까지 개선

우선 등을 대고 눕습니다. 다리는 어깨너비만큼 벌리고 발끝은 천장을 향하도록 합니다. **다리에 힘을 빼고 편안히 있는 상태에서 한쪽 다리의 발이 자연스럽게 안쪽으로 기운다면 고관절의 기능이 좋지 않을 가능성이 있습니다.**

먼저 엉덩이에 힘을 주고 양쪽 발끝을 모두 바깥쪽으로 쫙 벌립니다. 그러면 엉덩이 바깥쪽 부위가 단단해질 것입니다. 양쪽 발끝을 벌렸다 가운데로 돌아오고 벌렸다 돌아오는 동작을 20회 실시합니다.

벌렸다가 돌아올 때는 발끝이 천장을 향하는 위치까지만 돌아옵니다. 그보다 더 안쪽으로는 돌아가지 않도록 합니다. 무릎을 구부리면 효과가 없으므로 무릎은 곧게 펴고 실시합니다.

누웠을 때 허리가 아프다면 앉아서 해도 좋습니다.

다리를 쭉 펴고 앉아 어깨너비만큼 벌리고 발끝은 천장을 향합니다. 그리고 엉덩이에 힘을 주어 좌우 양쪽 발끝을 바깥쪽으로 벌렸다 돌아옵니다. 벌렸다 돌아오고 벌렸다 돌아오는 동작을 20회 반복합니다.

이 스트레칭으로 틀어진 고관절과 대퇴골이 원래대로 돌아오면 골반이 안정됩니다. 그러면 틀어진 골반으로 인해 부담이 가해졌던 요추 주변 근육의 스트레스도 줄어들어 요통이 개선되고 예방됩니다.

고
관
절

틀어진 대퇴골을 개선하는 고관절 조이기

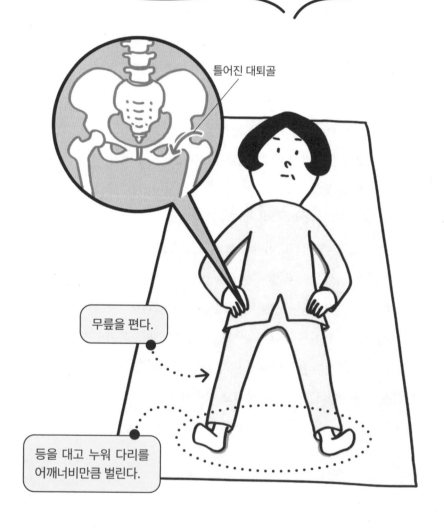

틀어진 대퇴골

무릎을 편다.

등을 대고 누워 다리를 어깨너비만큼 벌린다.

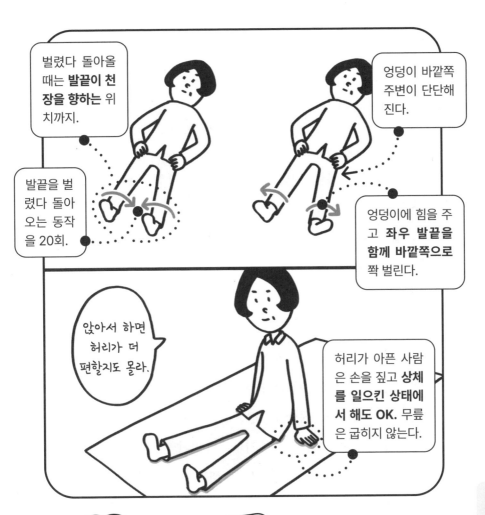

벌렸다 돌아올 때는 **발끝이 천장을 향하는** 위치까지.

발끝을 벌렸다 돌아오는 동작을 20회.

엉덩이 바깥쪽 주변이 단단해진다.

엉덩이에 힘을 주고 **좌우 발끝을 함께 바깥쪽으로** 짝 벌린다.

앉아서 하면 허리가 더 편할지도 몰라.

허리가 아픈 사람은 손을 짚고 **상체를 일으킨 상태에서 해도 OK.** 무릎은 굽히지 않는다.

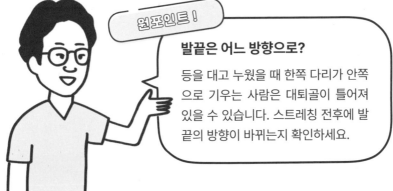

원포인트!

발끝은 어느 방향으로?

등을 대고 누웠을 때 한쪽 다리가 안쪽으로 기우는 사람은 대퇴골이 틀어져 있을 수 있습니다. 스트레칭 전후에 발끝의 방향이 바뀌는지 확인하세요.

무릎을 들어올릴 때
고관절이 뻑뻑하고 아프다

장골근은 골반 내부와 대퇴골을 잇는 근육으로 보행과 전굴, 무릎을 들어올리는 등의 동작을 할 때 중요한 기능을 합니다.

책상에 앉는 등 앉아 있는 자세가 장시간 지속되면 장골근이 수축된 상태로 굳어지고 골반은 앞으로 기울어진 채 굳어버립니다.

일반적으로 고관절을 구부려 무릎을 올리면 골반이 뒤로 기울어져 고관절과 연동하면서 자연스럽게 무릎이 구부러집니다.

그런데 골반이 앞으로 기울어진 채 굳어 있으면 **고관절만 움직여 무릎을 구부리게 되므로 고관절에 부담을 주게 되어 뻑뻑함과 통증이 생기기 쉽습니다.** 이런 통증을 예방하기 위해서라도 장골근을 이완시켜야합니다.

장골근을 풀어주기 위해서는 손가락으로 골반의 돌출부 안쪽을 위에서 부터 지긋이 눌러줍니다. 이 상태에서 다리를 굽혔다 펴기를 좌우 20회씩 합니다.

고관절 통증을 덜어주는 장골근 풀기

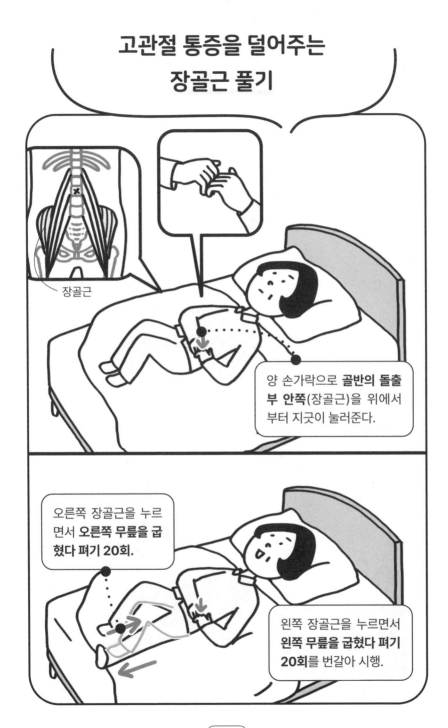

장골근

양 손가락으로 **골반의 돌출부 안쪽**(장골근)을 위에서부터 지긋이 눌러준다.

오른쪽 장골근을 누르면서 **오른쪽 무릎을 굽혔다 펴기 20회.**

왼쪽 장골근을 누르면서 **왼쪽 무릎을 굽혔다 펴기 20회**를 번갈아 시행.

고관절 안쪽과
주변부 다리가 아프다!

내전근은 허벅지 안쪽에 있는 '대내전근', '소내전근', '장내전근', '단내전근', '치골근', '박근' 등 6개 근육의 총칭입니다.

장시간 선 채로 일을 하거나 운동 부족 등으로 내전근이 굳어 있으면 걸을 때 고관절과 그 주변부 다리에 통증이 생깁니다. 그럴 때는 지압을 통해 내전근을 풀어줍니다.

아픈 쪽 다리를 벌리고 무릎은 가볍게 구부립니다. 이때 **내전근이 굳은 사람은 허벅지 안쪽 근육이 무릎에서 고관절 안쪽을 향해 막대 모양으로 올라와 있을 것입니다.**

이 근육을 지압하는데, 손가락으로는 굳어 있는 곳의 핀포인트를 누르기 어려우므로 손바닥을 이용합니다. **고관절 안쪽에서 무릎을 향해 4군데를 손바닥 전체로** 누릅니다. 4군데를 꾹꾹 누르는 동작을 왕복으로 4~5번 정도 실시합니다.

내전근을 풀어주어 이완되면 내전근이 붙어 있는 고관절 안쪽 통증이 한결 편해집니다.

고관절 통증을 없애주는
내전근 풀기

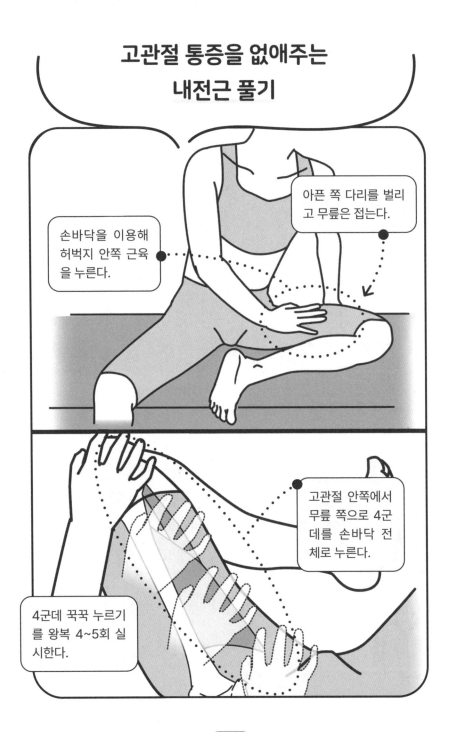

걷거나 무릎을 구부릴 때
고관절 바깥쪽이 아프다!

고관절 바깥쪽이 아플 때는 '대퇴근막장근'을 풀어줍니다.

대퇴근막장근은 고관절을 구부려 무릎을 들 때나 고관절을 안쪽으로 비틀 때 사용합니다. 이 근육이 굳어 있으면 걸을 때나 무릎을 들었을 때 통증이 생깁니다.

특히 안짱다리로 걷는 사람은 대퇴근막장근이 항상 일하는 상태이므로 계속 부담이 가해져 딱딱해지기 쉽습니다. 그러므로 셀프 케어를 통해 통증이 발생하지 않도록 합니다.

대퇴근막장근 풀기는 다리를 뻗을 수 있는 곳에서 실시합니다. **고관절에서 다리가 시작되는 부위의 옆면, 허벅지 바깥쪽에 대퇴근막장근이 있습니다. 그곳을 손가락으로 살짝 눌러줍니다.**

눕거나 앉아서 해도 좋습니다. **뻗은 다리를 안쪽과 바깥쪽으로 가볍게 움직입니다.** 이 동작을 20회 하세요.

바깥쪽 통증이 편해질 것입니다.

고관절 통증을 없애주는
대퇴근막장근 풀기

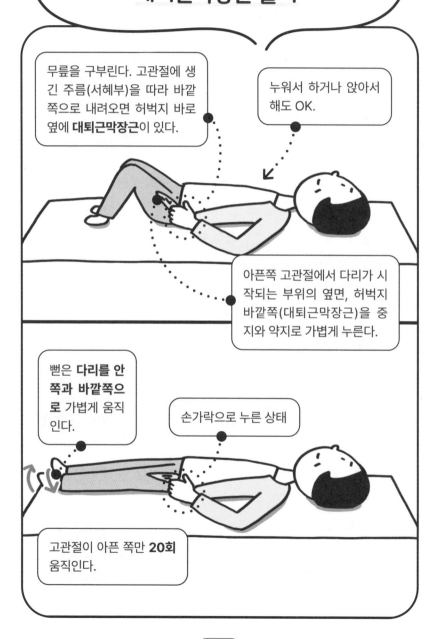

무릎을 구부린다. 고관절에 생긴 주름(서혜부)을 따라 바깥쪽으로 내려오면 허벅지 바로 옆에 **대퇴근막장근**이 있다.

누워서 하거나 앉아서 해도 OK.

아픈쪽 고관절에서 다리가 시작되는 부위의 옆면, 허벅지 바깥쪽(대퇴근막장근)을 중지와 약지로 가볍게 누른다.

뻗은 **다리를 안쪽과 바깥쪽으로** 가볍게 움직인다.

손가락으로 누른 상태

고관절이 아픈 쪽만 **20회** 움직인다.

텐도 칼럼 ⑤

전굴 요통과 후굴 요통의 원인은 밭장다리와 안짱다리에 있다

남성의 경우 앞으로 굽히면 허리가 아프다는 경우가 많고, 여성의 경우 뒤로 젖히면 허리가 아프다고 호소하는 경우가 많습니다. 그 것은 남성에게 많은 밭장다리(O다리)와 여성에게 많은 안짱다리(X다리) 자세와 관련이 있습니다.

밭장다리(O다리)는 서 있을 때 발끝이 바깥쪽을 향하고 무릎이 밖으로 벌어져 있는 자세를 말합니다. 이 자세가 O자처럼 보인다고 해서 'O다리'라고 합니다.

밭장다리는 골반, 고관절, 무릎이 항상 밖으로 벌어져 있기 때문에 고관절이 외선(바깥쪽으로 틀어짐) 상태가 되고 엉덩이 근육인 외선 육근이 딱딱해져 골반이 뒤로 기울어집니다.

그러면 요추의 S자 만곡이 사라지고 요추가 일직선이 됩니다. 그 결과 추간판에 부담이 가해져 앞으로 구부릴 때 통증이 나타날 수 있습니다. 전굴 요통을 완화하는 스트레칭(120쪽)으로 관리하기 바랍니다.

반면에 안짱다리는 발끝이 안쪽으로 향하는 자세입니다. **안짱다리는 발끝이 항상 안쪽을 향하고 있어 고관절이 내선(안쪽으로 틀어짐) 상태가 됩니다. 그러면 대퇴근막장근과 장요근이 딱딱해져 골반이 앞으로 기울어집니다.**

골반이 앞으로 기울면 요추의 S자 만곡이 강해져 추간 관절과 척추관에 부담이 가해지고 뒤로 젖혔을 때 통증이 생길 수 있습니다. 안짱다리인 사람은 대요근 스트레칭(114쪽)으로 관리하세요.

제**8**장

무릎 통증
무릎 틀어짐부터
계단 이동 시 통증까지 해소!

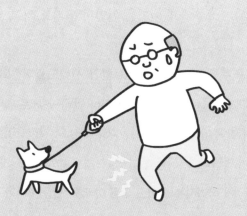

통증의 근본 원인은
<u>틀어진 무릎</u>에 있다

무릎 통증의 근본적인 원인은 틀어진 무릎에 있습니다. **대퇴골이 안쪽으로 조금 틀어지면 무릎 아래에 있는 뼈가 바깥쪽으로 조금 틀어지면서 무릎도 틀어지게 됩니다.**

대퇴골이 틀어지는 원인은 앉는 방법과 걸음걸이에 있습니다.

우선 여성들이 흔히 하는 다리를 모아 옆으로 앉기, 즉 두 다리를 가지런히 밖으로 내밀 듯이 앉는 자세가 원인입니다. 이런 방식으로 앉으면 위에 놓인 다리의 무릎은 안쪽으로 틀어지고 무릎 아래는 바깥쪽으로 틀어진 상태에서 체중이 실립니다. 그래서 무릎이 틀어지게 됩니다. 이렇게 옆으로 앉는 자세는 요추가 틀어지는 원인이 되기도 하고 추간판에도 부담을 줍니다.

다리를 좌우로 빼고 앉는 이른바 'W자 앉기' 자세도 틀어짐의 원인이 됩니다.

정좌를 할 때도 발목을 구부리고 앉거나 발바닥을 포개서 앉으면 발목에 부담이 가해져 발목이 휘어집니다. 이것은 무릎은 물론이고 다리와 허리에도 좋지 않은 자세입니다. 무릎과 다리, 허리까지 모두 틀어지게 됩니다.

의자에 앉을 때 **허벅지는 붙이고 무릎 아래를 '팔(八)'자가 되도록 앉는 자세**도 원인이 됩니다. 이 자세를 취하면 허벅지가 붙으면서 대퇴골이 안쪽으로 조금 틀어지게 됩니다. 이 상태로 계단을 오르내리거나 걸으면 균형을 잡기 위해 무릎 아래의 뼈가 바깥쪽으로 조금 틀어지게 됩니다.

또한 의자에 엉덩이를 얕게 걸치고 등받이에 등을 기대는 자세는 추간판에 부담이 됩니다. 의자에 앉을 때는 깊숙이 앉아 등받이에 가볍게 기대듯이 앉는 것이 좋습니다.

이렇듯 일상에서 무심코 하는 자세나 걸음걸이로 인해 무릎의 틀어짐이 생깁니다. 조금이라도 불편함이 있으면 다음 쪽에 소개하는 셀프 케어를 통해 교정해 보세요.

<u>무릎의 틀어짐이란?</u>

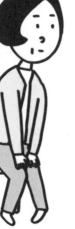

허벅지는 붙이고 무릎 아래를 '팔(八)' 자가 되도록 앉는 자세도 무릎이 틀어지기 쉽다.

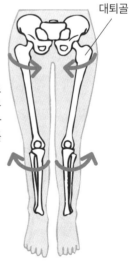

대퇴골

대퇴골이 안쪽으로 약간 틀어지면 무릎 아래의 뼈는 바깥쪽으로 살짝 틀어진다.

무릎

해소법은 다음 쪽

걸을 때나 계단을 오를 때 아프다!
<u>틀어진 무릎</u> 교정하기

걸을 때 무릎이 안쪽으로 들어가게 걷거나, 계단을 오를 때 내딛는 발의 무릎은 안쪽을 향하는데 발끝이 바깥을 향하도록 디디는 경우가 있습니다. 그럴 때 무릎이 틀어지기 쉽고 보행할 때나 계단을 오를 때 통증이 생깁니다.

이때는 스트레칭을 통해 틀어진 무릎을 원래대로 되돌릴 수 있습니다. 스트레칭은 무릎을 펴고 앉거나 누워서 합니다.

무릎이 아픈 쪽 다리에 아프지 않은 쪽 다리를 올립니다.

왼쪽 무릎이 아프면 왼쪽 발목 위에 오른쪽 발목을 교차시켜 올립니다. 오른쪽 무릎이 아프면 오른쪽 발목 위에 왼쪽 발목을 교차시켜 올립니다.

이 상태에서 아픈 쪽 다리의 발끝 방향으로 위에 얹은 다리를 10회 흔듭니다. 이때 아래에 있는 다리는 무릎을 쭉 펴고 힘을 뺀 상태에서 흔듭니다. 이렇게 하면 틀어진 무릎이 교정됩니다.

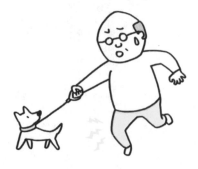

틀어진 무릎을
교정하는 스트레칭

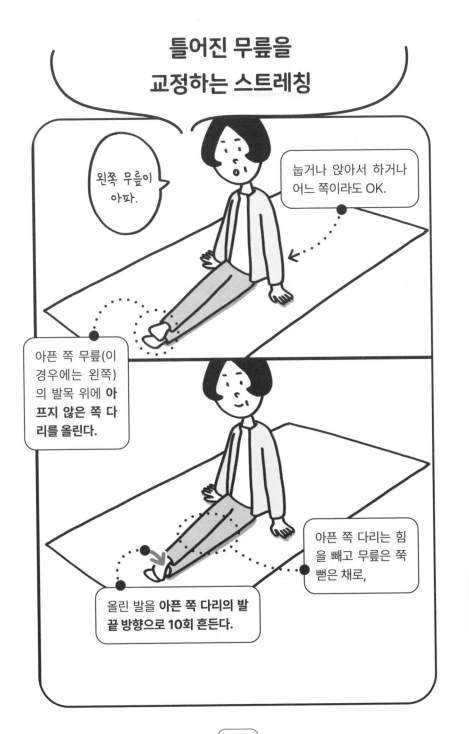

계단을 내려갈 때 아프다, 무릎 전체나 무릎 위가 아프다!

무릎 전체가 아프거나 무릎 위가 아픈 것은 중간광근, 내측광근, 외측광근이 단단해져 있기 때문입니다. 이 근육들은 허벅지에 위치하여 무릎을 펼때 사용되며 슬개골을 안정시키는 작용을 합니다.

걸을 때나 계단을 내려갈 때 슬개골은 이 광근에 의해 당겨져 위로 움직이는데 광근이 굳어 있으면 슬개골이 움직이지 않게 됩니다. 그래서 통증이 생깁니다.

광근을 풀어 이완시키고, 수축이 잘 되도록 만들어주세요.

통증이 생기는 쪽 무릎의 슬개골을 덮고 있는 피부를 두 손으로 붙잡아 들어 올립니다. 그 상태에서 다리를 굽혔다 폅니다.

무릎을 구부릴 때 손이 빠져나갈 것 같겠지만, 피부를 꽉 잡아 미끄러지지 않는 범위 내에서 10회 스트레칭합니다. 이 스트레칭은 통증이 있는 쪽 무릎에만 실시합니다.

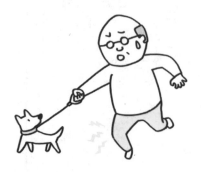

무릎 통증을 줄이는 광근 스트레칭

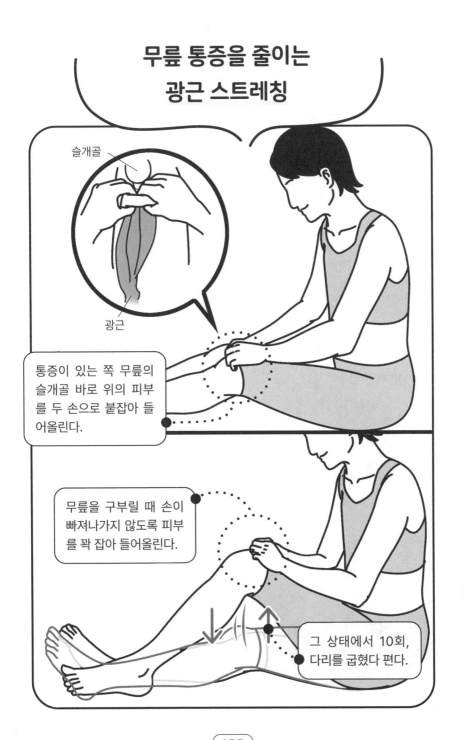

슬개골

광근

통증이 있는 쪽 무릎의 슬개골 바로 위의 피부를 두 손으로 붙잡아 들어올린다.

무릎을 구부릴 때 손이 빠져나가지 않도록 피부를 꽉 잡아 들어올린다.

그 상태에서 10회, 다리를 굽혔다 편다.

무릎

무릎 아래나 바깥쪽이 아프다!
장경인대 풀기

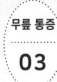

무릎 밑이나 무릎 바깥쪽이 아픈 경우에는 장경인대 바깥쪽을 풀어줍니다.

장경인대는 허벅지 바깥쪽에 있으며 골반에서 무릎 밑까지 뻗어 있는 근육입니다. 대표적인 질환으로는 반복적인 무릎 굴신으로 염증이 생겨 아픈 **'러너 무릎(장경인대염)'**이라는 스포츠 장애가 알려져 있습니다.

달리기를 하지 않는 사람이라도 몸이 굳어 있는 사람은 장경인대가 딱딱해져 잘 늘어나지 않으며 염증을 일으키기 쉽습니다. **염증이 심해지기 전에 장경인대를 풀어주세요.**

손은 주먹을 쥡니다. 그리고 무릎이 아픈 쪽 고관절과 무릎 사이의 중간 부위 바깥쪽을 주먹으로 원을 그리듯이 둥글게 마사지합니다. '조금 아프지만 기분 좋은' 정도의 강도로 마사지하세요. 마사지로 장경인대가 이완되면 무릎 바깥쪽과 무릎의 통증이 편안해집니다.

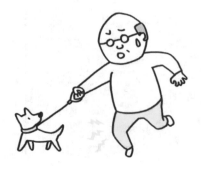

무릎 바깥쪽 통증을 없애주는
장경인대 스트레칭

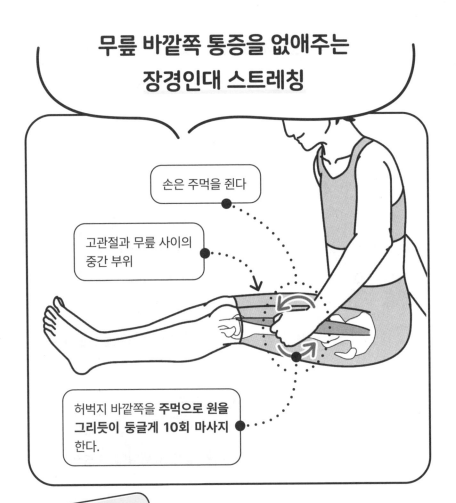

손은 주먹을 쥔다

고관절과 무릎 사이의 중간 부위

허벅지 바깥쪽을 **주먹으로 원을 그리듯이 둥글게 10회 마사지**한다.

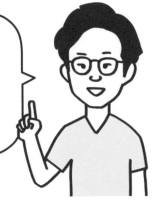

원포인트 !

아프면서 시원한 강도로

마사지할 때의 힘은 '조금 아프지만 기분 좋은' 정도의 강도로. 허벅지 바깥쪽 피부가 잡히는 사람은 잡고 해도 효과가 동일합니다.

무릎

무릎을 굽혔다 폈다 하면
무릎 뒤쪽이 아프다!

슬와근은 슬관절 뒤쪽에 있는 근육입니다.

슬관절 안에는 '반월판'이라는 섬유연골이 안쪽과 바깥쪽에 있는데, 바깥쪽 반월판에 슬와근이 붙어 있습니다. 무릎을 구부릴 때 이 근육이 반월판을 뒤쪽으로 당겨 반월판이 뼈와 뼈 사이에 끼는 것을 막습니다. 그래서 반월판이 손상되지 않고 무릎을 구부릴 수 있는 것입니다.

그런데 **슬와근이 딱딱해지면 무릎을 구부렸을 때 반월판을 충분히 당기지 못하게 되고**, 그 결과 뼈와 뼈 사이에 반월판이 끼는 상태가 되어 통증이 생깁니다. 그럴 때는 **슬와근을 이완시켜 주세요.**

무릎 바로 뒤의 한가운데를 검지, 중지, 약지로 누릅니다. 누른 상태에서 다리를 10회 정도, 가능하면 20회까지 굽혔다 폅니다. 통증이 생기는 쪽 무릎만 관리하면 됩니다.

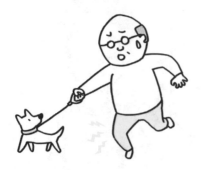

무릎 통증을 제거하는 슬와근 스트레칭

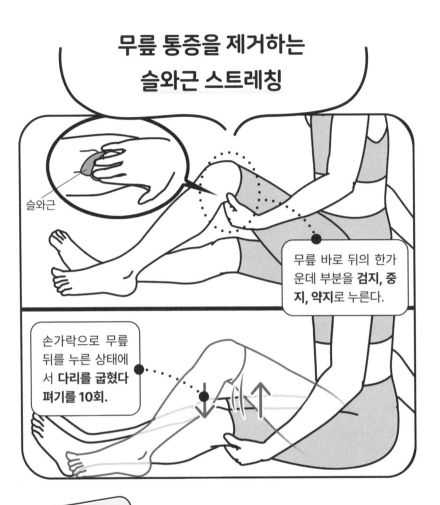

슬와근

무릎 바로 뒤의 한가운데 부분을 **검지, 중지, 약지**로 누른다.

손가락으로 무릎 뒤를 누른 상태에서 **다리를 굽혔다 펴기를 10회**.

원포인트 !

20회 해도 OK!

10회라고 했지만 가능한 분은 20회씩 굽혔다 펴도 좋습니다. 다른 무릎을 셀프 케어할 때도 부족하다 싶을 때는 20회씩 하세요.

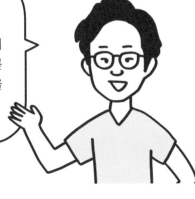

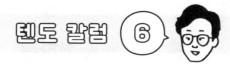
틀어진 발가락 뼈를 교정해
내성발톱 통증 해소

내성발톱은 주로 엄지발가락에 생기는데, 발톱이 휘어져 피부에 파고든 상태입니다.

내성발톱의 통증은 '말절골'이라는 발가락 끝의 뼈가 바깥쪽으로 틀어져 발톱이 피부를 파고들어 생기는 것입니다. 통증을 완화하기 위해서는 틀어진 말절골을 교정해야 합니다.

엄지와 검지손가락으로 내성 발톱의 한가운데를 잡고 바깥쪽으로 비틉니다. 이 동작을 30회 실시합니다. 그러면 발톱이 파고들어 있던 곳의 통증이 완화되어 편안해집니다.

단, 이 조치는 일시적으로 통증을 완화하는 것일 뿐 근본적인 치료가 아닙니다. 내성발톱이 낫는 것은 아니므로 발톱의 상태에 따라 피부과, 성형외과, 정형외과 등을 방문하여 의사의 진단을 받으시기 바랍니다.

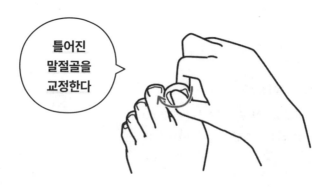

틀어진 말절골을 교정한다

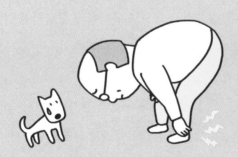

제**9**장

발의 통증
발목에서 종아리,
무지외반증 통증까지

걸음걸이, 자세, 신발 등 다양한 요인이 발의 통증을 일으킨다

이 장에서는 무릎 아래의 종아리, 발목, 발바닥, 발뒤꿈치, 무지외반증 등 발 전반의 통증을 다룹니다.

발의 다양한 부위에 통증이 생기는 원인은 무엇일까요? 한마디로 답하기는 어렵습니다. 목 통증의 경우 틀어진 경추, 요통은 틀어진 요추, 고관절의 통증은 틀어진 대퇴골 등으로 지금까지 통증의 원인에 대해서는 어느 정도 특정할 수 있었습니다.

그런데 발의 통증에 대해서는 원인이 복잡해 좀처럼 특정하기 어렵습니다. 먼저 발의 통증에 어떤 증상이 있는지 몇 가지 예를 들어보겠습니다.

발목은 뼈, 인대, 힘줄과 근육으로 복잡하게 구성되어 있는 관절입니다. 체중을 버티며 걷거나 달릴 수 있는 강한 관절이지만 혹사를 당해 통증이 생기기 쉬운 곳이기도 합니다.

그중에서도 쭈그리고 앉았을 때 통증이 생기는 이유는 비골(종아리뼈)이 틀어졌기 때문입니다. 그러므로 **발목의 통증 해소를 위해서는 틀어진 비골을 교정**해야 합니다.

발목 뒤쪽에는 아킬레스건이 있는데, 평발이거나 발바닥 근육이 딱딱해져 충격을 흡수하지 못하면 아킬레스건에 부담이 가해져 통증이 생깁니다.

그럴 때는 아킬레스건 스트레칭뿐만 아니라 발바닥도 풀어줘야 합니다.

자다가 다리에 **쥐가 나서** 깜짝 놀란 경험이 있을 것입니다. 이것은 탈수나 혈액순환 장애가 원인 중 하나인데, 종아리의 통증은 근육의 과다사용이나 좌골 신경통이 원인인 경우도 있습니다. **근육의 과다사용으로 인한 통증**에는 마사지를, 좌골 신경통에는 제6장에서 설명한 허리 셀프 케어(108쪽 등)를 꾸준히 하세요.

특히 여성에게 많은 것이 **무지외반증으로 인한 통증**입니다. 끝이 뾰족한 신발을 무리하게 신고 있는 것도 원인 중 하나일 수 있습니다. 하지만 평발역시 주요 원인입니다. 통증을 해소할 뿐만 아니라 평발을 개선하는 스트레칭이 필요합니다.

이처럼 발의 통증에는 다양한 원인이 있기 때문에 증상에 따라 최적의 케어를 선택하는 것이 중요합니다.

발

해소법은 다음 쪽

발등이 아프다,
만성적으로 발목이 아프다

쭈그리고 앉으면 발등이 아프거나 만성적으로 발목이 아픈 사람에게 매우 효과 있는 스트레칭입니다.

발목을 구부렸을 때 통증이 생기는 것은 정강이 뒤쪽에 있는 비골이 틀어져 앞으로 나오기 때문입니다. 스트레칭을 통해 복사뼈를 앞에서 눌러 비골이 앞으로 나오는 것을 방지합니다.

먼저 일어나서 **아픈 쪽 발목의 바깥 복사뼈를 앞에서 뒤로 꾹 눌러줍니다. 누른 상태에서 쭈그리고 앉습니다.** 누르고 쭈그려 앉기를 3회 실시합니다. 그러면 비골이 뒤로 원위치되어 통증이 가벼워지고 쭈그리고 앉기 쉬워질 것입니다.

발바닥 전체를 바닥에 붙인 채 쭈그리고 앉기는 조금 어려울 수도 있습니다. 발목에 통증이 있으면 더욱 그렇죠. 게다가 발목이 굳어 있다면 더욱 쭈그려 앉기 힘듭니다.

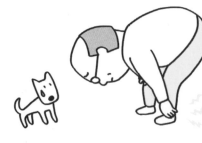

그럴때는 **무리하지 말고 가능한 범위까지만 쭈그려 앉으면 됩니다.** 이 스트레칭을 반복하면 차츰 깊게 쭈그려 앉을 수 있게 됩니다.

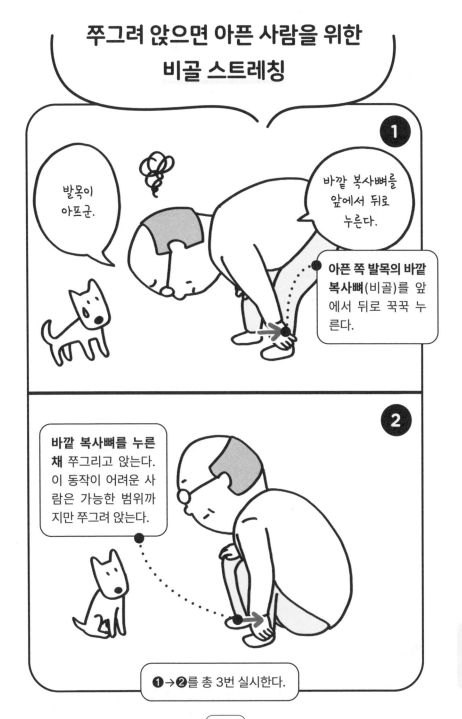

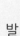

종아리 통증,
다리에 쥐가 났을 때의 통증

우선, **근육을 너무 많이 사용해 종아리가 아플 때** 하는 셀프 케어 방법입니다.

종아리가 아픈 쪽 다리를 반대쪽 무릎 위에 직각이 되도록 올려 놓습니다. 그리고 통증이 있는 종아리 근육을 두 손으로 꽉 잡습니다. 이 상태에서 발목만 앞뒤로 20회 구부렸다 펴주세요. 그러면 잡은 부위의 근육이 부드러워지면서 통증이 사라집니다.

다음으로 **취침 중 다리에 쥐가 났을 때의 통증** 해소법입니다.

다리에 쥐가 나면 종아리 근육이 강하게 수축해 발끝이 아래로 향하게 됩니다. 이때는 잠자리에서 아무리 주물러도 근육이 쉽게 늘어나지 않습니다.

과감히 일어나야 합니다. 그러면 자연스럽게 근육이 늘어납니다. 일어선 상태에서 넘어지지 않도록 어딘가를 붙잡고 제자리걸음을 20회 정도 합니다. 아프겠지만 쥐가 났을 때의 통증을 없애기 위해서는 이것이 가장 빠른 방법입니다.

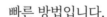
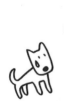

종아리 근육 풀기와 제자리 걷기

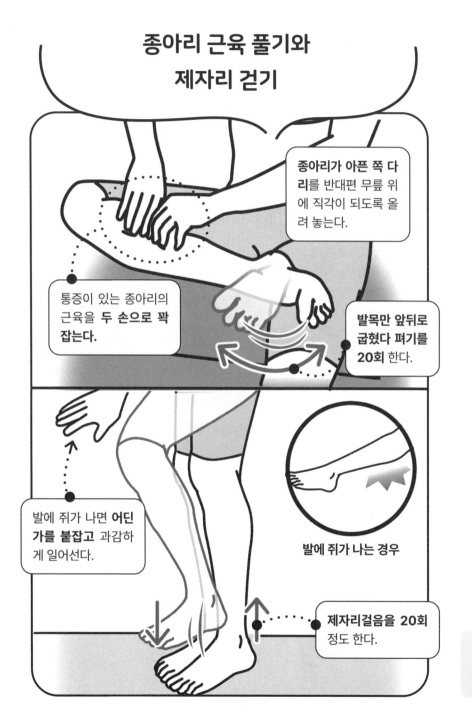

종아리가 아픈 쪽 다리를 반대편 무릎 위에 직각이 되도록 올려 놓는다.

통증이 있는 종아리의 근육을 **두 손으로 꽉 잡는다.**

발목만 앞뒤로 굽혔다 펴기를 **20회** 한다.

발에 쥐가 나면 **어딘가를 붙잡고** 과감하게 일어선다.

발에 쥐가 나는 경우

제자리걸음을 **20회** 정도 한다.

발바닥과 발뒤꿈치 통증 해소에는 족저근 풀기

발바닥에는 족저근이라는 근육이 있는데, 여기에 부담이 가해지면 통증이 생길 수 있습니다. **족저근을 풀어 이완시켜 주세요.**

발바닥에서 평소 통증을 느끼는 곳이나 걸을 때 **아픈 곳을 핀포인트로 특정하여 손가락으로 가볍게 누릅니다.** 그 상태에서 발가락 전체를 반대편 손으로 가볍게 잡고 앞뒤로 움직입니다. 이 동작을 1~2분 실시합니다. 그 후 통증을 느끼던 포인트를 손가락으로 누르면 통증이 줄어들어 있을 것입니다.

발뒤꿈치가 아픈 경우도 마찬가지입니다. 발뒤꿈치로도 족저근이 지나갑니다. 그러니 발뒤꿈치의 족저근을 풀어주세요. 아픈 곳을 누른 상태에서 발가락을 앞뒤로 1~2분간 움직여줍니다. 그러면 발뒤꿈치에 체중을 실었을 때 통증이 줄어들게 됩니다.

발뒤꿈치에는 아킬레스건이 있습니다. 아킬레스건이 아플 때는 아픈 부위를 꼬집듯이 잡고 발목을 앞뒤로 움직이면 통증이 가라앉습니다.

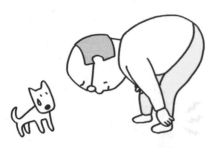

발바닥 통증을 해소하는 족저근 풀기

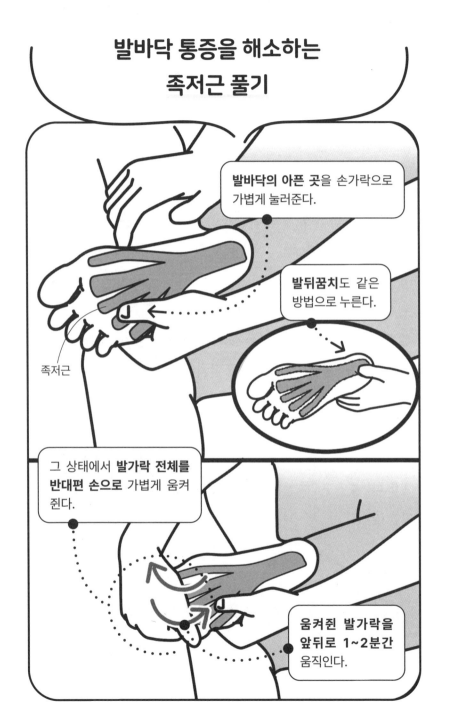

발바닥의 **아픈 곳**을 손가락으로 가볍게 눌러준다.

발뒤꿈치도 같은 방법으로 누른다.

족저근

그 상태에서 **발가락 전체를 반대편 손으로** 가볍게 움켜쥔다.

움켜쥔 발가락을 앞뒤로 **1~2분간** 움직인다.

3단계로
<u>무지외반증</u> 통증 해소!

발바닥에는 발가락의 시작 지점 부근에 있는 가로 아치와 발바닥 안쪽에 있는 세로 아치라는 두 개의 아치가 있습니다. 이 아치가 무너지면 발등의 엄지발가락 쪽에 있는 '제1중족골'이 바깥으로 이동해 엄지발가락이 균형을 잡으려고 안쪽으로 들어오게 됩니다. 이것이 무지외반증의 원인입니다.

셀프 케어는 3단계로 진행합니다.

❶ 먼저 무지외반증의 통증을 줄이고 ❷ 제1중족골을 교정한 후 ❸ 마지막으로 후경골근을 정리해 아치를 유지하고 무지외반증을 치료합니다.

❶ 통증을 경감하는 스트레칭

무지외반증의 통증은 튀어나온 뼈 부위에서 생깁니다. **손가락 끝으로 아픈 곳의 피부를 잡고 엄지발가락을 앞뒤로 움직입니다.** 이때 가능하면 휘어진 엄지발가락을 곧게 편 상태에서 움직입니다.

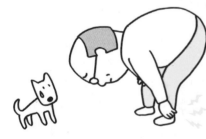

피부가 잡히지 않는 사람은 가볍게 손가락을 대기만 해도 좋습니다. 1분 정도 하면 통증이 조금 편안해집니다.

❷ 제1중족골 교정

뼈가 튀어나온 곳 아래에 엄지손가락을 대고 나머지 네손가락으로 발등을 잡은 상태에서 안으로 휘어진 엄지발가락을 곧게 폅니다. 이 상태를 1분 정도 지속하면 가로 아치가 생겨 밖으로 튀어나온 제1중족골을 안쪽으로 넣을 수 있습니다.

❸ 후경골근 정리

일어나서 합니다. 무지외반증이 있는 쪽 다리를 뒤로 옮겨놓고 반대쪽 다리를 앞으로 하여 크로스합니다. 이때 양 무릎은 폅니다. **무지외반증이 있는 발의 엄지발가락으로 지면을 꽉 잡습니다.**

그러면 엄지발가락의 발바닥 근육이 단단해집니다. 발에 약간의 경련이 일어날 수도 있지만 이 자세를 30초간 유지합니다. 이것을 2세트 실시합니다.

이렇게 하면 후경골근이 제대로 작동하게 되어 아치를 유지할 수 있습니다.

발

무지외반증을
해소하는 3단계 스트레칭

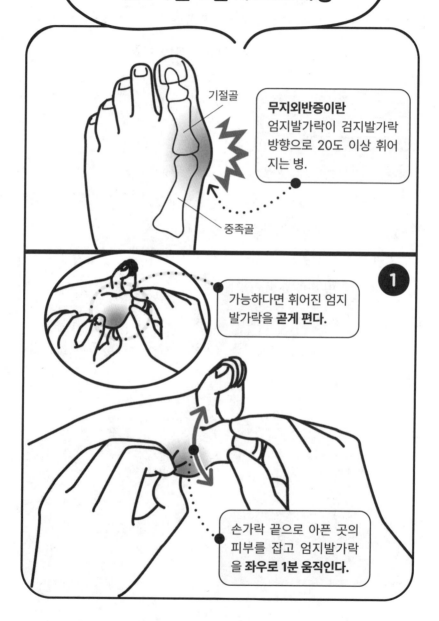

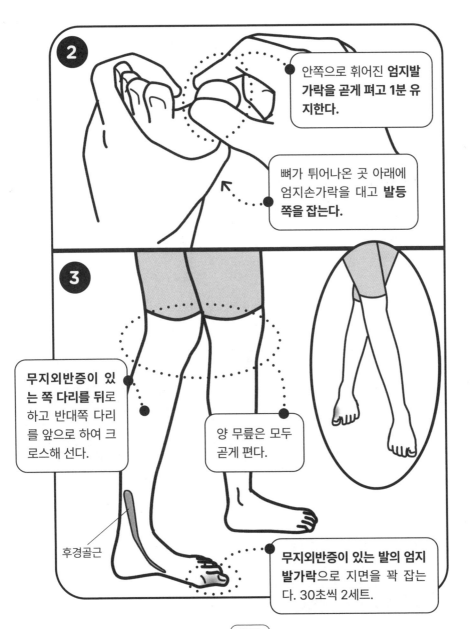

2

안쪽으로 휘어진 **엄지발가락**을 곧게 펴고 **1분 유지**한다.

뼈가 튀어나온 곳 아래에 엄지손가락을 대고 **발등 쪽**을 잡는다.

3

무지외반증이 있는 쪽 다리를 뒤로 하고 반대쪽 다리를 앞으로 하여 크로스해 선다.

양 무릎은 모두 곧게 편다.

후경골근

무지외반증이 있는 발의 엄지발가락으로 지면을 꽉 잡는다. 30초씩 2세트.

맺음말

지금까지 몸의 통증을 셀프 케어로 완화하는 스트레칭을 소개했습니다.

제가 원장으로 일하고 있는 니시즈미노에 정체원은 척추관협착증 · 미끄럼증 전문원으로 매일 요통과 다리 저림으로 고생하는 환자들의 소리에 귀기울이며 여러분의 통증과 마주하고 있습니다.

많은 환자를 상담하면서 알게 된 것이 있습니다. **요통을 지닌 환자는 허리 이외에도 목이나 고관절, 무릎 등 몸 곳곳에 통증이나 불편함을 호소하는** 경우가 많다는 것입니다.

그 이유는 몸이 서로 연결되어 있기 때문입니다.

목에서 어깨, 어깨에서 팔꿈치로 이어지고 목뼈에서 등뼈로 이어지며 허리, 고관절, 무릎, 발목으로 계속 이어져 있습니다. 그러므로 어딘가 한 군데에 문제가 생기면 그곳과 연결된 다른 곳에도 좋지 않은 영향을 미치게 됩니다.

예컨대 운동 부족으로 고관절이 딱딱해지면 걷는 동작에 문제가 생겨 무릎이나 허리를 다치는 원인이 될 수도 있습니다. 또한 심한 어깨 결림의 원인이 틀어진 경추일 수도 있습니다. 몸의 통증을 완화하기 위해서는 아픈 곳만 관리하면 되는 게 아닙니다. 아픈 곳 주변도 돌보아야하고 조금이라도 불편함이나 통증을 느끼면 즉시 관리해야 합니다. 방치해 두면 다른 곳에 부담이 가해져 아픈 곳이 늘어나거나 더욱 악화되고 만성화되기 때문입니다.

통증 예방도 중요합니다. **통증이 완화된 후에도 이 책에 소개한 스트레칭을 매일 실시하여 일상생활의 일부로** 습관이 되면 좋겠습니다. 일상생활에서 부담 없이 쉽게 할 수 있도록 단 1분이라는 짧은 시간에 뛰어난 효과를 볼 수 있는 스트레칭을 모아 소개하였습니다.

인생 100세 시대. 어차피 사는 긴 인생인데 즐겁게 지내야 하지 않을까요? 통증을 안고 살면 저절로 우울해지고 부정적으로 변하게 됩니다. 일상생활에 지장을 초래하고 삶의 질도 낮아집니다. 간단한 셀프 케어로 통증에서 해방되면 매일 밝은 마음으로 활동할 수 있습니다.

이 책이 통증 없이 활기찬 생활을 하는 데 도움이 되었으면 좋겠습니다.

누워서 1분!
통증 해방 스트레칭

1쇄 펴낸날 2023년 7월 25일

지은이 시라이 텐도
옮긴이 박승희
펴낸이 정원정, 김자영
편집 홍현숙
디자인 강상희

펴낸곳 즐거운상상
주소 서울시 중구 충무로 13 엘크루메트로시티 1811호
전화 02-706-9452
팩스 02-706-9458
전자우편 happydreampub@naver.com
인스타그램 @happywitches
출판등록 2001년 5월 7일

ISBN 979-11-5536-203-7 (13510)